T0133198

Kohlhammer

Anja Mehnert

Mit Krebs leben lernen

Ein Ratgeber zur Bewältigung psychischer Belastungen

Verlag W. Kohlhammer

Wichtiger Hinweis: Der Leser darf darauf vertrauen, dass Autor und Verlag mit großer Sorgfalt gearbeitet und den medizinischen Wissensstand bis zur Fertigstellung dieses Buches berücksichtigt haben. Bei Angaben von Mengen muss jeder Leser sorgfältig prüfen oder prüfen lassen, dass die gegebenen Hinweise nicht von den tatsächlichen Empfehlungen abweichen. Es wird deshalb empfohlen, von jeglicher Selbstbehandlung Abstand zu nehmen und immer den Behandler des Vertrauens zu Rate zu ziehen. Jede Dosierung oder Anwendung erfolgt auf eigene Gefahr des Benutzers.

1. Auflage 2010

Alle Rechte vorbehalten
© 2010 W. Kohlhammer GmbH Stuttgart
Gesamtherstellung:
W. Kohlhammer Druckerei GmbH + Co. KG, Stuttgart
Printed in Germany

ISBN 978-3-17-021165-0

Inhalt

Vorwort der Verfasserin

Trotz vieler medizinischer Fortschritte in den letzten Jahren, die hoffnungsvoll stimmen können, trifft die Diagnose Krebs viele Menschen in ganz unterschiedlichen Lebenssituationen, in einem unterschiedlichen Lebensalter mit zum Teil sehr verschiedenen Behandlungsoptionen und Therapieaussichten. Krebserkrankungen zählen zu den häufigsten Erkrankungen in den westlichen Industrieländern und trotz ihrer Häufigkeit und den heute überwiegend guten diagnostischen und Behandlungsmöglichkeiten zählt Krebs noch immer zu den lebensbedrohlichen Krankheiten, die mit einschneidenden Therapien und Verlusten und in der Folge mit einer Vielzahl psychosozialer Belastungen wie Ängsten, Sorgen, Traurigkeit und depressiven Verstimmungen einhergehen, die die Betroffenen selbst wie auch ihr familiäres und soziales Umfeld betreffen.

Die Psychoonkologie, eine relativ junge Fachdisziplin, die sich mit Fragen psychosozialer Aspekte bei Krebserkrankungen beschäftigt, hat in den letzten Jahren viel dazu beitragen können, eine Brücke zwischen einer modernen Hochleistungsmedizin und den Bedürfnissen vieler Patienten nach psychosozialer Unterstützung und Begleitung zu bauen. Die Auswirkungen der Krebserkrankung auf die Psyche und das Befinden von Patienten und Angehörigen, die familiäre wie soziale Situation und der Erhalt der Lebensqualität stehen dabei im Vordergrund. So gehören die Psychoonkologie und psychologische Begleitung heute in vielen Kliniken und Krebszentren zu einer umfassenden onkologischen Behandlung dazu. Zahlreiche psychosoziale Beratungs- und psychotherapeutische Unterstützungsangebote helfen, verlässliche Informationen und emotionalen Beistand zu finden.

Das Schreiben dieses Buches wäre nicht möglich gewesen ohne die vielen eindrücklichen Gespräche und Begegnungen mit Betroffenen und Angehörigen, die zeigen, wie Menschen trotz vielfältiger Belastungen und schwieriger Lebensumstände lernen, mit diesen krankheitsbedingten Belastungen umzugehen, Hoffnung, Lebenssinn und neuen Lebensmut zu schöpfen. In einer derart schweren Situation, wie sie die Diagnose und

Behandlung einer Krebserkrankung darstellt, ist der professionelle Behandler immer auch Lernender und der Patient Lehrer.

Dieser Ratgeber soll Wissen und Rat an Menschen in vergleichbar schwierigen Lebenssituationen weitergeben und eine Orientierungshilfe bei verschiedenen Fragen im Zusammenhang mit den vielfältigen Belastungen und Fragen im Verlauf einer Krebserkrankung sein. Dabei geht es um Fragen zu Belastungen bei und nach der Diagnosestellung, um Fragen zum Einfluss psychischer Faktoren und Stress auf die Krebsentstehung und den Genesungsprozess, um Fragen zum Umgang mit Ängsten und depressiven Verstimmungen aber auch zum Umgang mit Ungewissheit, der Suche nach Hoffnung und neuem Lebenssinn. Behandelt werden weiterhin Fragen zu Belastungen in der Partnerschaft, in der Familie, im Freundes- und Bekanntenkreis sowie Fragen zu psychosozialen Unterstützungsmöglichkeiten und Hilfen.

Ich hoffe, dieses Buch vermittelt Wissen über verschiedene psychosoziale Aspekte bei Krebserkrankungen und zeigt Betroffenen Möglichkeiten und Ressourcen auf, mit diesen Belastungen umzugehen.

Nur Mut!

Hamburg, im Mai 2010   Anja Mehnert

Geleitwort

Dass die Diagnose Krebs mit all ihren medizinischen Konsequenzen zu einer hohen psychischen Belastung des Betroffenen führt, genauso wie auch seiner unmittelbaren und mittelbaren Umwelt, wissen alle, die intensiv Krebspatienten betreut haben – und natürlich vor allem auch die Betroffenen und deren Angehörige selbst. In dieser Situation gilt es, neben allen medizinischen Informationen über Behandlungsalternativen und deren mögliche Nebenwirkungen sowie über die Prognose auch noch die psychosoziale Situation zu verarbeiten und am Arbeitsplatz und in der engsten Familie dieses belastende Thema gemeinsam aufzuarbeiten. Auf der anderen Seite führt die Diagnose Krebs bei vielen Menschen auch zu einer verstärkten Auseinandersetzung mit dem eigenen Selbst, den Zielen des Lebens und dem Wunsch, mehr für sich selbst zu tun.

Das Universitäre Cancer Center Hamburg ist im Jahr 2009 als »*Onkologisches Spitzenzentrum, gefördert durch die Deutsche Krebshilfe*« ausgezeichnet worden – dies betrifft die Vernetzung der Krebstherapie und -forschung, aber auch als ganz wesentliches Element die Etablierung einer umfassenden psychoonkologischen Betreuung unserer Patienten. Dem Team um Frau Dr. Mehnert und Herrn Prof. Koch-Gromus ist es gelungen, dieses Feld wissenschaftlich aktiv zu bearbeiten und den Betroffenen zahlreiche wichtige Hilfsangebote sowohl in der Akutsituation als auch in der Nachsorge zugänglich zu machen. Ich bin daher äußerst glücklich, dass Frau Dr. Mehnert die zahlreichen Erfahrungen im Umgang mit Krebspatienten, die unmittelbaren Fragen der Betroffenen und die Möglichkeiten, Hilfe und Informationen zu finden, aus ihrer täglichen Arbeit zusammengefasst hat. Daraus ist dieser Patientenratgeber entstanden, von dem ich sicher bin, dass er vielen Menschen in ähnlicher Situation hilft. Gerade die zahlreichen Fragen betroffener Patienten, die die einzelnen Kapitel zur Diagnosestellung, zum Einfluss von Psyche auf Krebserkrankung, zu Ängsten und depressiven Verstimmungen, aber auch partnerschaftlicher und familiärer Unterstützung einleiten, sind so wichtig und andererseits so typisch, dass Betroffene sehen können, dass sie mit den bei ihnen auftretenden

Problemen keinesfalls alleine sind. Natürlich kann ein Patientenratgeber nicht alle Probleme lösen, er ist aber eine wichtige Hilfe und Anregung, um nicht nur den Krebspatienten an unserem Universitären Cancer Center in Hamburg, sondern weit darüber hinaus in einer schwierigen Lebensphase Hilfe, Antwort und Trost zu geben. Daher hoffe ich sehr, daß dieses Buch eine weite Verbreitung unter Betroffenen und deren Angehörigen findet, auch damit diese wissen und spüren, dass sie mit ihren drängenden Fragen im Umfeld der Krebserkrankung keinesfalls alleine dastehen.

Hamburg, im Mai 2010

Prof. Dr. Carsten Bokemeyer
Direkter des Hubertus Wald Tumorzentrums
Universitäres Cancer Center Hamburg

»Auf gewisse Fragen, die wir an das Leben stellen, werden wir nie eine Antwort bekommen. Unterwegs sein ist alles. Je fremder die Menschen um dich herum, umso näher kommst du dir selbst. Man findet sich nicht selbst, ehe man andere Menschen gefunden hat.«

Maxi Wander »Ein Leben ist nicht genug«

1 Die Diagnose Krebs

Fragen zu psychosozialen Belastungen bei der Diagnosestellung

»Als bei mir die Diagnose Krebs gestellt wurde, war ich 37 Jahre alt. Heute, fast 12 Jahre später, geht es mir sehr gut. Dies war nicht immer so. Die Erfahrungen, die ich durch die Erkrankung gemacht habe, haben mein Leben tiefgreifend verändert. Es waren Erfahrungen geprägt von großen Ängsten, nicht nur um mich selbst, sondern auch um meine Familie, von einschneidenden körperlichen Belastungen, die zum Teil noch lange anhielten, von einem Gefühlschaos, in dem ich mich selbst gar nicht mehr wiedererkannt habe, von persönlichen Enttäuschungen, von der Angst, nur noch eine Belastung für andere zu sein, von Wut über die mir widerfahrene Ungerechtigkeit, von Tagen der Hoffnungslosigkeit und von immer wiederkehrenden Fragen, wie es zur dieser Erkrankung kommen konnte und wie es weitergehen kann. Es waren aber auch viele positive Erfahrungen. Zuallererst habe ich das Leben wirklich schätzen gelernt und das, was wirklich wichtig für mich ist. Das mag für jeden Menschen anders sein. Für mich waren es meine Familie, wenige gute Freunde, die Natur, kleine, alltägliche Freuden, dass nichts so selbstverständlich ist, aber auch meine Arbeit, die mir viel bedeutet. Ich habe mein Leben nicht so sehr verändert, aber ich lebe heute bewusster, nehme vieles anders wahr als früher und ich versuche, einigermaßen regelmäßig Fahrrad zu fahren und mich und meine Familie gesund zu ernähren. Wenn ich heute zurückblicke, möchte ich einige Erfahrungen nicht noch einmal durchmachen müssen. Die Chemotherapie, die Zeit danach und die Medikamente, von denen ich einige heute noch einnehmen muss, habe ich als sehr belastend erlebt wie auch die Kontrolluntersuchungen. Dies ist heute besser, da meine Prognose gut ist, aber ein mulmiges Gefühl ist immer geblieben. Ich bin den Ärzten, die mich so gut behandelt haben, sehr dankbar. Auch die Pflegekräfte – ich musste damals mehrere Wochen im Krankenhaus verbringen – waren aufbauend und nahmen sich Zeit für ein paar meiner Sorgen. Aber gerade am Anfang der Erkrankung war vieles nicht leicht. Einmal habe ich gehört, wie mich jemand als ›das Lymphom von Zimmer 38‹ betitelt hat, und obwohl dieser Spruch nur einmal vorgekommen ist, hat er mich ziemlich umgehauen. Obwohl dies nur ein Satz war, fühlte ich mich nur als irgendeine Nummer, obwohl ich gerade um mein Leben gekämpft habe, und wenn es mir heute mal schlecht geht, kommt dieser Satz wieder hoch. Ich habe mich damals auch nicht getraut, Fragen

*zu stellen aus Angst, unwissend dazustehen, und damals war das Internet ja noch
relativ neu und es war nicht leicht, Informationen zu finden. Ich hätte mir damals
gewünscht, mehr zu wissen über die Erkrankung und die Krankheitsfolgen, körperlich wie psychisch und wie ich damit umgehen kann. Am Anfang habe ich auch
kaum mit jemandem darüber gesprochen, dass es mir ziemlich mies ging, weil ich
niemanden belasten wollte. Manchmal habe ich mich sehr einsam gefühlt und ver-
zweifelt. Aber ich wollte allein damit klarkommen. Heute denke ich, dass es vielleicht besser gewesen wäre, offener mit der Erkrankung und den Sorgen umzugehen. Aber hinterher ist man immer klüger. Und dies ist auch ein Grund, warum
ich diese Zeilen hier schreibe. Ich weiß, dass ich sehr viel Glück gehabt habe. Ich
möchte aber trotzdem Mut machen. Ich weiß, wie schwer es manchmal ist, Hoffnung zu haben und Mut und ich bin mir auch bewusst, dass meine eigene Krankheitsgeschichte nur ein Beispiel von vielen ist und dass andere Menschen ganz
andere Erfahrungen machen. Ich habe kein Rezept, wie man am besten mit Krebs
umgehen soll. Ich möchte einfach nur Mut machen, sich auch solch schweren Situationen im Leben zu stellen und dass es immer Hoffnung gibt. Ich habe im Laufe
der Erkrankung viele Patienten kennen gelernt, und manchmal stand die Hoffnung auf Heilung nicht mehr im Vordergrund. Aber es gab immer auch andere
Dinge, die Hoffnung gegeben haben.«
(Stefan, 49 Jahre, an Leukämie erkrankt)*

Viele Menschen erkranken an Krebs und viele Menschen leben mit einer
Krebserkrankung. Fortschritte in der Früherkennung und multimodalen
Behandlung haben die Prognose vieler Krebserkrankungen in den letzten
Jahren deutlich verbessert. Dennoch zählt Krebs neben anderen Krankheiten wie Herz-Kreislauf-Erkrankungen und dem Schlaganfall noch immer
zu den häufigsten Ursachen für Morbidität und Mortalität weltweit. In
Deutschland erkranken pro Jahr etwas weniger als eine halbe Million Menschen an Krebs (Robert Koch-Institut & Gesellschaft der epidemiologi-
schen Krebsregister in Deutschland 2008). Die häufigsten Krebsdiagnose-
gruppen sind Brustkrebs, Darmkrebs und Lungenkrebs bei Frauen und
Prostatakrebs sowie Darmkrebs und Lungenkrebs bei Männern. Das
durchschnittliche Erkrankungsalter liegt bei 69 Jahren. Nach den neuesten Statistiken liegt die 5-Jahres-Überlebensrate insgesamt bei 60 % für
Frauen und bei 53 % für Männer.
Die Diagnose Krebs ist wie nur wenige andere Erkrankungen durch eine
Bandbreite von Problemen und Belastungsfaktoren gekennzeichnet, die in
allen Lebensbereichen auftreten, unterschiedlich gravierend sind und in

unterschiedlichen Phasen der Krebserkrankung und ihrer Behandlung auftreten können. Diese Problembereiche betreffen körperliche Symptome und Folgeprobleme wie Schmerzen, Funktionsstörungen und Zustände chronischer Erschöpfung (Fatigue), familiäre Belastungen wie die Verunsicherung hinsichtlich individueller Rollen und Aufgaben, soziale, finanzielle und berufliche Belastungen, weiterhin existenzielle Fragestellungen in Zusammenhang mit der Konfrontation mit der Endlichkeit des eigenen Lebens wie auch Probleme, die auf das Versorgungssystem zurückzuführen sind. Das Spektrum psychischer Belastungen reicht von normalen Sorgen und Ängsten, Gefühlen von Traurigkeit, Hilf- und Hoffnungslosigkeit bis hin zu stärkeren Belastungsreaktionen wie Anpassungs- und Angststörungen, Depressionen sowie familiären Konflikten oder existenziellen Krisen. Besonders belastende Phasen im Krankheitsverlauf sind die Diagnosestellung und die Beendigung der Primärbehandlung sowie die folgende Zeit des Hoffens auf einen langfristigen Therapieerfolg (Abbildung 1).

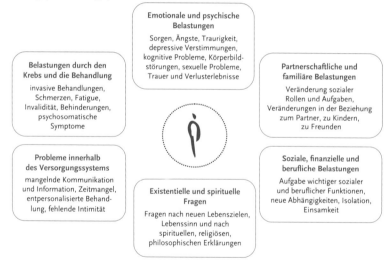

Abbildung 1: Spektrum der Belastungsfaktoren und Belastungen bei Krebs

Für die Mehrzahl der Patienten stellt die Diagnose Krebs die belastendste Nachricht im Verlauf der Erkrankung dar. Die Belastungen und die Ungewissheit beginnen häufig jedoch nicht erst mit der Diagnose Krebs, sondern mit einem unklaren Symptom, das entdeckt wird.

1. **Ich habe einen Knoten in der Brust entdeckt und große Angst,**
   zum Arzt zu gehen. Vielleicht geht er ja von alleine wieder weg.
   Was soll ich bloß tun?

Patienten berichten häufig, dass die Endeckung eines Symptoms wie z. B.
ein Knoten in der Brust, Blut im Stuhl, Schmerzen oder eine unklare Haut-
veränderung fast augenblicklich zu einer hohen Belastung führt. Dies
kann insbesondere dann der Fall sein, wenn spezifische Symptome, die
Anzeichen einer Krebserkrankung sein könnten, bekannt sind, z. B. durch
Krebserkrankungen in der Familie. Gerade bei Menschen, die miterlebt
haben, wie jemand in der Familie, im Freundes- oder Bekanntenkreis an
Krebs gestorben ist, kann ein solches Symptom starke Ängste und Gedanken an eine mögliche Unheilbarkeit der Erkrankung auslösen. Eine sehr
große Angst kann bisweilen lähmend wirken, sodass Menschen in einer
solchen Situation nicht oder erst sehr spät zum Arzt gehen aus Angst, es
könnte tatsächlich Krebs sein und Befürchtungen vor den Folgen der Erkrankung. Andere Gründe, nicht zum Arzt zu gehen, können Scham sein
oder die Schwierigkeit, ein Symptom genau zu beschreiben. Unklare Symptome möglichst früh abklären zu lassen, ist sehr sehr wichtig. Aus medizinischer Sicht werden die Behandlungs- und Heilungsmöglichkeiten bei
einer frühzeitigen Diagnose deutlich erhöht. Aus psychologischer Sicht
wird diese meist als quälend empfundene Zeit der Ungewissheit verkürzt
und schnell Klarheit gewonnen.

2. **Ich habe große Angst vor den diagnostischen Untersuchungen,**
   die im Krankenhaus gemacht werden sollen. Ist es in Ordnung,
   wenn ich meinen Partner oder einen Freund bitte, mich zu
   begleiten?

Ja, dies wird sogar ausdrücklich empfohlen, sofern der Betroffene dies
möchte. Diagnostische Abklärungen sind belastend. Vom Partner, einem
Familienmitglied, einem guten Freund oder Bekannten begleitet zu
werden kann entlastend sein und helfen, die Wartezeit zu überbrücken,
sich in einer fremden Krankenhausumgebung zu orientieren, Fragen zu
stellen, Antworten besser zu behalten oder zu notieren. Jedem, der emotional angespannt und aufgeregt ist, fällt es schwer, sich zu konzentrieren
und wichtige Dinge zu behalten. Ein Partner oder eine andere Begleitper-

son kann in einer solch belastenden Situation praktische, informative und emotionale Unterstützung leisten.

3. Ich habe große Angst vor dem Gespräch mit dem Arzt und der Mitteilung der Testbefunde. Ist es in Ordnung, wenn ich meinen Partner oder einen Freund bitte, mich zu begleiten?

Ebenso wie bei der Begleitung zu diagnostischen Untersuchungen wird eine Begleitung durch den Partner, Familienangehörige, gute Freunde oder Bekannte bei der Mitteilung der diagnostischen Befunde empfohlen, sofern der Betroffene dies möchte. Manche Menschen sind in einer solchen Situation lieber alleine. Viele Patienten berichten im Nachhinein allerdings, dass es hilfreich und emotional entlastend war, dass sie bei der Befund- und Diagnosemitteilung nicht allein waren. Auch wird es meist als hilfreich erlebt, vorher Fragen aufzuschreiben, die man an den Arzt hat. In der Situation selbst sind die meisten Menschen – insbesondere bei der Mitteilung einer schlechten Nachricht – emotional aufgewühlt, sodass es schwer fällt, klare Gedanken zu fassen oder sich an das zu erinnern, was man fragen wollte. Hier können ein Zettel mit Fragen und Notizen helfen. Empfohlen wird auch, zu einem zweiten oder dritten Gespräch wiederzukommen, sofern dies möglich ist, um den ersten Schock erst einmal zu überwinden und nicht von Informationen überflutet zu werden. Viele Ärzte bieten dies auch von selbst an. Sich bei der Besprechung der Diagnose und Behandlungsmöglichkeiten Begleitung zu suchen, kann aber auch insbesondere dann hilfreich sein, wenn es um das Abwägen schwieriger Behandlungsentscheidungen geht.

»Die Diagnose war für mich wie ein Schlag ins Gesicht. Ich hätte es wissen müssen oder zumindest ahnen können, denn nach den zahlreichen Voruntersuchungen und Tests war eigentlich klar, dass da was sein muss. Aber man hofft doch immer. Als ich dann die Worte hörte, brach für mich eine Welt zusammen. Es ist nicht so, dass ich auf einer Wolke gelebt hätte. Natürlich weiß man, dass es einen treffen kann. Aber wenn man dann doch ›Krebs‹ hört, wird diese ferne Befürchtung plötzlich bittere Realität. Ja, die Diagnose war hart.«
(Jürgen, 64 Jahre, an Darmkrebs erkrankt)

4. Die Diagnose war für mich ein Schock, über den ich noch immer nicht hinweg bin. So kenne mich gar nicht. Ist dies eine normale Reaktion?

Die Zeit zwischen der Entdeckung erster Symptome, einer Verdachtsdiagnose bis hin zur Diagnose Krebs und den anstehenden Behandlungen wird von den meisten Patienten als sehr ängstigend und belastend empfunden. Die Diagnose trifft Menschen in sehr unterschiedlichen Lebenssituationen: Eine junge Frau, die gerade am Anfang ihrer beruflichen Laufbahn steht, ein Familienvater in den 40ern oder eine 74-jährige Frau, die vor kurzem ihren Mann, mit dem sie fast 40 Jahre verheiratet war, an Krebs verloren hat, sind nur wenige von vielen Beispielen. Unzählige Fragen treten auf: Werde ich wieder gesund werden? Werde ich wieder *ganz* gesund werden? Werde ich die Operationen, die Chemotherapie, die Behandlung überstehen? *Wie* werde ich die Behandlung überstehen? Was wird aus meiner Familie, meinem Partner, meinen Kindern, meinen Eltern? Was wird aus meinem, aus unserem Leben? Kann ich meine Arbeit behalten? Was wird, wenn wir in finanzielle Not geraten? Werde ich nach der Therapie wieder der oder die »Alte« sein? Wem soll ich sagen, dass ich krank bin und wie? Wie kann ich darüber sprechen? Wird man mir die Krankheit ansehen? Wie werden die anderen reagieren? Wie wird mein Partner reagieren, meine Kinder, meine Eltern, meine Freunde, Bekannte? Werde ich später wieder einen Partner finden, mit der Diagnose Krebs? Was ist im Moment zu tun, wer kann mich unterstützen? Was ist die beste Therapie? Was wird, wenn die Therapie nicht anschlägt? Wie soll ich die Entscheidung über die beste Therapie treffen? Werde ich stark genug sein, um dies alles zu überstehen? Wohin kann ich mich wenden? Wer kann mir helfen?

Die Diagnosestellung und die erste Zeit danach wird von vielen Patienten wie in einem Schockzustand erlebt, einem Zustand, als ob alles unwirklich wäre, und einem Gefühlschaos von Ungläubigkeit, Entsetzen, Angst, Traurigkeit, Verzweiflung, Wut und Ratlosigkeit. In dieser ersten Phase ist es erst einmal wichtig, Informationen zu sammeln, um Klarheit zu gewinnen, zu sortieren und, wenn nötig, Unterstützung in Anspruch zu nehmen. Zusätzlich zu den Gesprächen mit dem Arzt und dem Behandlungsteam bieten z. B. Krebsberatungsstellen, psychologische Dienste und Sozialberatungsstellen wichtige Informationen an. Auch kann es helfen, sich mit anderen Betroffenen auszutauschen, die ähnliches erlebt haben.

5. Wem soll ich die Diagnose mitteilen und wann?

Wenn Sie die Diagnose mitgeteilt bekommen, werden Sie sich vielleicht wie betäubt fühlen, als ob dies alles jemand anderem passiert. Gefühle wie Traurigkeit, Angst, Trauer oder auch Wut sind häufig. Menschen unterscheiden sich auch darin, wie und wann sie selbst anderen Menschen die Diagnose mitteilen. Manche werden sofort mit jemandem darüber sprechen wollen, anderen möchten es erst »mit sich selbst ausmachen«, möchten allein sein. Es gibt keinen »richtigen« oder »falschen« Weg. Wem Sie zu welchem Zeitpunkt die Diagnose mitteilen, bleibt ganz allein Ihre Entscheidung.

6. Am Anfang konnte ich es nicht glauben, dass es wirklich Krebs sein sollte, dass ich an Krebs erkrankt sein sollte. Geht dies anderen Menschen auch so?

Ja, es geht den meisten Menschen so. Eine Nachricht wie die, an Krebs erkrankt zu sein, wirklich zu begreifen und als Realität zu akzeptieren, braucht Zeit. Deshalb ist die erste Phase nach der Diagnosestellung häufig gekennzeichnet durch viele emotionale Höhen und Tiefen und durch wechselnde Gefühle, Eindrücke und Gedanken von Unfassbarkeit, Ungläubigkeit, Hilflosigkeit, Hoffnung, Verleugnung, Beruhigung und schließlich Akzeptanz. Diese erste Phase ist für viele Patienten und Angehörige auch deshalb so belastend, weil sie zum einen durch viele Ängste und emotionale Unsicherheit gekennzeichnet ist, zum anderen aber eine Reihe von Behandlungsentscheidungen wie auch Entscheidungen im Alltags- und Berufsleben getroffen werden muss: »Ist eine Chemotherapie die richtige Behandlung? Ich habe gehört, da gibt es neue Behandlungsmöglichkeiten, wer kann mit hier weiterhelfen? Kann ich in eine Studie aufgenommen werden? Wer kann sich um die Kinder kümmern, wenn ich im Krankenhaus bin und meine Frau arbeiten muss? Was wird aus meiner Arbeit? Wie lange soll ich mich krank schreiben lassen?« sind nur einige von vielen Fragen, die in dieser Zeit beantwortet werden müssen und häufig eine Belastung zusätzlich zur Diagnose Krebs darstellen. Der Partner, Familienangehörige oder ein guter Freund können in dieser schwierigen Phase viel Unterstützung leisten, Entscheidungen mit zu durchdenken, Informationen zu sammeln und die nächsten Wochen zu planen.

»Am Anfang stand ich wie vor einem riesigen, unüberwindlichen Berg. Mein
Mann hat mir geholfen, erstmal zu sortieren, Informationen zu sammeln, was
steht als nächstes an. Was ist jetzt wichtig und was hat Zeit. Ich hätte dies allein
kaum bewältigen können, ich stand völlig neben mir.«
(Anke, 51 Jahre, an Brustkrebs erkrankt)

7. Soll ich mir eine Zweitmeinung einholen? Ich habe Angst, meinen behandelnden Arzt zu »verärgern«.

Wenn Sie das Gefühl haben, Sie möchten gern eine zweite (oder dritte)
Meinung hören, tun Sie dies. Es geht um Ihre Gesundheit und viele Ärzte
machen selbst den Vorschlag, sich noch einmal bei einem anderen Spezialisten vorzustellen, gerade wenn es um eine unklare Diagnose oder
Behandlung geht. Eine zweite Meinung einzuholen ist meist mit einem
zusätzlichen Aufwand verbunden, aber ich möchte ausdrücklich dazu
ermutigen. Sie gewinnen entweder mehr Sicherheit über bestehende Behandlungsoptionen oder Sie erfahren tatsächlich andere Informationen,
die Ihnen helfen, Klarheit zu gewinnen und verschiedene Behandlungsoptionen abzuwägen.

8. Ich weiß nicht genau, wie ich mit dem Arzt sprechen soll. Ich traue mich nicht, alle Fragen zu stellen oder zu sagen, wenn ich nicht alles verstanden habe. Was kann ich tun?

Gespräche mit dem Arzt oder einem anderen Mitglied des Behandlungsteams können schwierig sein und leider verlaufen diese Gespräche
nicht immer zur Zufriedenheit der betroffenen Patienten. Es ist für den
Arzt häufig schwer, eine schlechte Nachricht mitzuteilen, aber es ist für
den Patienten (und dessen Angehörige) ebenso schwer, eine schlechte
Nachricht zu hören. Häufige Arztwechsel sind gerade am Anfang der Diagnostik und dem Beginn der Therapie keine Seltenheit, sodass es schwierig ist, die Kompetenz des Arztes einzuschätzen und Vertrauen aufzu-
bauen.
Die nachfolgenden Empfehlungen wurden von Dr. Jimmie Holland und
Sheldon Lewis am Memorial Sloan-Kettering Cancer Center in New York
(2000) verfasst. Sie sollen Patienten und Angehörigen helfen, besser mit

dem Arzt zu kommunizieren, Fragen zu stellen und ihre Bedürfnisse anzusprechen (Abbildung 2).

9. Ich möchte schon wissen, was los ist, aber zu viele Informationen machen mir Angst. Was kann ich tun?

Viele Patienten machen gerade zu Beginn der Erkrankung die Erfahrung, dass viele Informationen auf sie einströmen. Jeder hat auf einmal etwas Wichtiges über Krebs und die Genesung zu sagen und diese Situation kann verwirrend sein und zu einer zusätzlichen Belastung werden. Zunächst ist es wichtig zu wissen, dass jeder Mensch ein ganz unterschiedliches Bedürfnis nach Informationen hat. Der eine möchte sich ganz umfassend informieren und ist ständig auf der Suche nach neuen Erkenntnissen und Informationen. Einen anderen belastet ein Zuviel an Informationen und ein Zuviel an Detailwissen eher. Gerade durch das Internet haben wir jederzeit Zugriff auf eine überwältigende Fülle an Ratschlägen, Informationen, persönlichen wie professionellen Meinungen, sodass die Informationsflut erschlagend sein kann. Verschaffen Sie sich zunächst Klarheit darüber, was für Sie selbst das Beste ist, d. h. mit welchem Informationsstand Sie sich wohl fühlen. Der zweite und vielleicht schwierigere Schritt ist der, herauszufinden, wo verlässliche Informationen zu finden sind und wem wir bei der Behandlung vertrauen können. Krebsberatungsstellen sind eine verlässliche Informationsquelle, die helfen kann, Klarheit und Struktur in einer unübersichtlichen und vielleicht überwältigenden Situation zu finden. Wenn Sie von einem Arzt behandelt werden, zu dem Sie Vertrauen haben, fragen Sie nach den Informationen, die für Sie wichtig sind. Sind Sie eher unzufrieden mit Ihrer Behandlung, holen Sie sich z. B. Informationen und Rat bei Krebsberatungsstellen oder bei einer anderen professionellen Einrichtung.

10. Ich habe gehört, dass manche von Traumatisierung durch die Diagnosemitteilung sprechen. Kann Krebs ein Trauma auslösen? Was ist überhaupt ein Trauma?

Ein Trauma im umgangssprachlichen Sinn ist Ausdruck für eine als emotional besonders belastend erlebte Situation. Welche Ereignisse als trauma-

1) **Vor der Konsultation: Was ist der Anlass der ärztlichen Konsultation?**
Überlegen Sie sich vor dem Gespräch, was genau Sie mit dem Arzt oder einem anderen Mitglied des Behandlungsteams besprechen möchten. Machen Sie sich ggf. vorher Notizen darüber. Sind bestimmte Symptome (z. B. Schmerzen) aufgetreten? Wenn ja, wie stark waren die Symptome, wie lange halten sie schon an oder wie häufig treten sie auf?

2) **Führen Sie ein medizinisches Notizbuch!**
Es ist außerordentlich hilfreich, medizinische Informationen, Arztbesuche, durchgeführte diagnostische Tests, eingenommene Medikamente und deren Mengen sowie insbesondere auch aufgetretene Symptome in einem Notizbuch festzuhalten und dieses zu jedem Arztgespräch mitzubringen. Wichtige medizinische Informationen sind zwar in jeder Patientenakte enthalten, aber bei Nachfragen, Unklarheiten oder bei Ärzten, die Sie zum ersten Mal sehen und die Ihren Krankheitsverlauf nicht kennen, kann ein solches Notizbuch sehr hilfreich sein. Es wird Ihnen selbst darüber hinaus auch einen besseren Überblick über Ihre Behandlung verschaffen.

3) **Wie viele Informationen möchten Sie erfahren?**
Menschen haben ein unterschiedliches Bedürfnis nach Informationen. Dies trifft auch auf medizinische Informationen zu. Während es manchen Patienten ausreicht, wenige notwendige Informationen ohne viele Details zu erhalten und sich zu viele Informationen unter Umständen sogar ängstigend und überfordernd auswirken, möchten andere alles sehr genau wissen, einzelne Testergebnisse und Eventualitäten diskutieren, um sich sicher zu fühlen. Machen Sie sich vor dem Arztgespräch Gedanken darüber, zu welcher Gruppe sie eher gehören. Fühlen Sie sich mit zu vielen Informationen eher überfordert oder möchten Sie möglichst viele und umfassende Informationen erhalten? Kommunizieren Sie Ihr Bedürfnis zu Beginn des Gespräches dem Arzt. Es wird Ihnen beiden helfen, das Gespräch besser auf Ihre Bedürfnisse abzustimmen, entsprechend zu strukturieren und so die Basis für eine gemeinsame, tragfähige Beziehung zu schaffen.

5) **Ziehen Sie in Erwägung, eine vertraute Person zu bitten, Sie zum ärztlichen Gespräch zu begleiten!**
Manche Menschen sind bei einem ärztlichen Gespräch lieber allein. Dieses Bedürfnis sollte vom Partner, von Angehörigen und Freunden akzeptiert werden. Für andere Menschen ist es entlastend, vom Partner, einem guten Freund oder einem Angehörigen, dem sie vertrauen, zum ärztlichen Gespräch begleitet zu werden. Es kann auch hilfreich sein, die Begleitperson zu bitten, Fragen, die vorher aufgeschrieben wurden, zu stellen, wenn Sie das Gefühl haben, selbst zu aufgeregt zu sein. Sollte der Arzt Ihnen sagen, dass er allein mit Ihnen sprechen möchte, können Sie entgegnen, dass Sie möchten, dass die Person anwesend ist und dass sie alles hören darf (wenn es Ihrem Bedürfnis entspricht).

6) Teilen Sie Ihre Sorgen und Befürchtungen mit!
Die onkologische Behandlung betrifft immer verschiedene Lebensbereiche: Informationen zur Diagnose, Prognose und zur Behandlung, praktische medizinische und Behandlungsaspekte sowie emotionale und soziale Aspekte der Erkrankung und Behandlung. In einem guten Arzt-Patient-Gespräch sollten Sie alle diese Aspekte ohne Vorbehalte entsprechend Ihren Bedürfnissen ansprechen können. Das Stellen medizinischer Fragen ist seltener – wenn auch keineswegs nie – ein Problem. Fragen zu psychischen, familiären und partnerschaftlichen Belastungen wie beispielsweise zu Ängsten oder zur Sexualität stoßen dagegen manchmal auf Unverständnis, Ignoranz oder Beschwichtigung. »Es wird schon wieder« oder »Machen Sie sich keine Sorgen« sind Sätze, die Betroffene häufiger hören. Lassen Sie sich davon nicht entmutigen. Fragen Sie ggf. nach Adressen, bei denen sie in diesen Fragen Unterstützung und Hilfe bekommen.

7) Schreiben Sie Ihre Fragen auf!
Bei fast jedem ärztlichen Gespräch ist es hilfreich, vorher Fragen aufzuschreiben. Im hektischen Alltag einer Klinik oder Praxis ist die Wahrscheinlichkeit hoch, dass Sie Fragen, die sie zu Hause beschäftigen, dann doch nicht stellen, weil Sie die Befürchtung haben, jetzt sei doch keine Zeit dazu, nicht der richtige Zeitpunkt oder eigentlich sei die Frage doch nicht so wichtig oder sie können sie ja das nächste Mal stellen. Viele Patienten berichten aber, dass sie sich im Nachhinein geärgert haben oder weiter verunsichert waren, weil sie nicht das gefragt haben, was ihnen »auf der Seele lag.« Ein Notizzettel kann helfen, diese Fragen zu stellen und wichtige Informationen zu erhalten.

8) Nutzen Sie das Internet!
Das Internet ist erst einmal eine überaus hilfreiche Quelle für neue Informationen aber auch für den Austausch mit Betroffenen. Die gute Nachricht ist, dass Sie sehr schnell Zugang zu einer Bandbreite an Informationen finden, die Sie nutzen können, um sich Klarheit oder Sicherheit zu verschaffen. Die schlechte Nachricht ist, dass es im Internet auch eine Fülle an ungeprüften, wenig glaubhaften Informationen gibt, die Ihnen die Suche nach verlässlichen Informationen erschwert. Trotzdem kann das Internet eine große Hilfe sein, auch, um Fachbegriffe nachzuschlagen, Informationen über Behandlungen wie auch Erfahrungsberichte von Betroffenen und Angehörigen zu finden.

Abbildung 2: Patientenempfehlungen zum ärztlichen Gespräch (nach Holland und Lewis 2000)

tisch empfunden werden, hängt dabei erst einmal individuell von jedem
Menschen ab. Im Gegensatz dazu gibt es in der psychiatrischen Diagnostik
die Begriffe ›Akute Belastungsstörung‹ und ›Posttraumatische Belastungsstörung‹, die ein Störungsbild kennzeichnen, dass spezifische Reaktionen
auf ein *potenziell lebensbedrohliches Erlebnis* (Trauma) umfasst. Zu diesen
potenziell traumatischen Ereignissen gehören z. B. schwere Unfälle, Na-
turkatastrophen, gewaltsame Überfälle und lebensbedohliche Verletzun-
gen wie auch eine Krebserkrankung. Ob die Diagnose Krebs oder deren
Behandlung tatsächlich zu einer Akuten oder Posttraumatischen Belastungsstörung führt, hängt entscheidend von den individuellen *Reaktionen*
eines Menschen auf die Belastungssituation ab, d. h. eine lebensbedrohliche Situation führt nicht automatisch zu einer Akuten oder Posttraumatischen Belastungsstörung. Die traumaspezifischen Reaktionen umfassen
zum einen *intensive Furcht, Hilflosigkeit oder Entsetzen* in Hinblick auf das
Ereignis, und *Symptome des beharrlichen gedanklichen Wiedererlebens* der
traumatischen Situation in Form von eindringlichen, ungewollten und
belastenden Erinnerungen, Bildern, Gedanken oder Albträumen (so genannte ›Intrusionen‹). Weitere Symptome betreffen *Symptome der anhaltenden Vermeidung*, d. h. das bewusste Vermeiden von Gedanken,
Gefühlen, Gesprächen, Aktivitäten, Orten oder Personen, die mit der traumatischen Situation in Verbindung stehen oder Erinnerungen an dieses
wachrufen, Gefühle der Entfremdung und eine eingeschränkte Bandbreite
des Affekts (›emotionale Taubheit‹) sowie anhaltende physiologische Symptome wie Schlafschwierigkeiten, Reizbarkeit, Konzentrationsschwierig-
keiten oder eine ausgeprägte Schreckreaktion (›*Hyperarousal*‹). Die Diagnose einer Akuten (d. h. innerhalb der ersten vier Wochen nach dem
traumatischen Ereignis auftretende Belastungssymptome) oder Posttraumatischen Belastungsstörung (d. h. mind. vier Wochen nach dem traumatischen Ereignis auftretende Belastungssymptome) kann nur von einem
Fachmann, d. h. einem Psychotherapeuten oder Psychiater nach einer
umfassenden Diagnostik gestellt werden. Viele Studien zeigen, dass insgesamt wenige Patienten an einer Akuten oder Posttraumatischen Belastungsstörung leiden. Risikofaktor ist das Vorhandensein einer Posttraumatischen Belastungsstörung in der Vergangenheit.

11. Ich bin so wütend. Wütend, dass es mich getroffen hat, wütend auf das Leben, wütend auf die gesunden Menschen. Warum?

Wut ist eine für das familiäre Umfeld wie auch für das Behandlungsteam meist unerwartete Reaktion, die häufig zu Unsicherheit führt. Wie entsteht Wut? Wut ist ein Gefühl, das als Reaktion auf ein Frustrationserlebnis – z. B. Enttäuschung oder Überforderung – auftritt. Insofern erleben Patienten als Reaktion auf die schlechte Nachricht »Krebs« Enttäuschung und Trauer über den Verlust der Gesundheit und der Normalität des Alltags oder z. B. über die erlittene »Ungerechtigkeit des Lebens« sowie auch Überforderung angesichts der zu treffenden Entscheidungen, der anstehenden Behandlung und der Ungewissheit über die Zukunft. Wut ist ein ganz normales Gefühl, trotzdem reagiert das Umfeld häufig gereizt auf einen wütenden Patienten. Emotionale Unterstützung und das Zulassen von Trauer und Angst können helfen, Gefühle von Anspannung, Aggression und Wut zu lindern. Auch psychotherapeutische Gespräche können helfen, über die erlebten Enttäuschungen und die Überforderung zu sprechen und neue Wege des Umgangs mit den Belastungen zu finden und auszuprobieren.

12. Wenn ich an Krebs denke, fallen mir sofort Beispiele von Menschen ein, die an Krebs gestorben sind. Ich kann an gar nichts anderes mehr denken und habe Angst, dass es mir auch so ergehen wird. Was kann ich tun?

Krebs ist eine lebensbedrohliche Erkrankung und trotz zahlreicher Forschungsprojekte, verbesserter Therapien und einer in den letzten Jahren gestiegenen Überlebensrate versterben viele Menschen an der Erkrankung. Es gibt viele Beispiele für Menschen, die an der Erkrankung verstorben sind, *aber* es gibt ebenso viele Beispiele für Menschen, die mit der Krebserkrankung leben. Leider bleiben aufwühlende Beispiele besonders im Gedächtnis haften, z. B. wenn jemand in besonders jungen Jahren an Krebs verstorben ist. Die bekannte Frage ist: »Ist das Glas halb voll oder halb leer?«. Niemand kann die Zukunft vorhersagen. Selbst eine medizinische Prognose fasst statistische Wahrscheinlichkeiten zusammen, die auf vergangenen Forschungsergebnissen beruhen und hat bezogen auf den einzelnen Menschen eine begrenzte Aussagekraft. Für eine Verringerung

von Ängsten und eine Verbesserung des psychischen Befindens ist es
wichtig, sich ganz bewusst die zahlreichen positiven Beispiele ins Gedächtnis zu rufen, die Hoffnung schenken.

13. Manche Menschen scheinen sensibler auf Belastungen wie eine Krebserkrankung zu reagieren. Gibt es bestimmte Faktoren, die Menschen anfälliger für psychische Belastungen machen?

Jeder Mensch geht individuell anders mit Belastungen um. Dennoch gibt
es einige Faktoren, die mit höherer Wahrscheinlichkeit zu einer psychischen Belastung führen. Dabei werden krankheits- und behandlungsspe-
zifische Faktoren sowie psychosoziale Faktoren unterschieden. Zu den
krankheits- und behandlungsspezifischen Risikofaktoren zählen z. B.:

• Besonders lang andauernde Behandlungsmaßnahmen (z. B. eine Hoch-
  dosischemotherapie mit Stammzelltransplantation)
• besonders eingreifende Behandlungsmaßnahmen (z. B. Operationen,
  Amputationen)
• Funktionseinschränkungen und Behandlungsnebenwirkungen
• Erhebliche Behandlungskomplikationen

Darüber hinaus gibt es eine Reihe von *psychosozialen Risikofaktoren*, die zu
einer besonderen Anfälligkeit (»Vulnerabilität«) für eine hohe psychische
Belastung führen können. Dazu zählen z. B.:

• Psychische Vorbelastungen
• psychiatrische Vorerkrankungen (z. B. Depression)
• Gehäuftes Auftreten von Krebserkrankungen in der Familie
• Unzureichende soziale Unterstützung oder belastende soziale Inter-
  aktionen
• Eine hohe Belastung der Familie und von Angehörigen
• Familiäre Krisen (z. B. Scheidung)
• Soziale Probleme (z. B. Arbeitslosigkeit).

Gerade Patienten, die wenig soziale Unterstützung haben, profitieren sehr
häufig von psychosozialen Beratungsangeboten und Selbsthilfegruppen.
Krebsberatungsstellen geben hier Auskunft über Angebote, die in einer
bestimmten Region vorhanden sind.

2 Einfluss psychosozialer Faktoren auf die Krebsentstehung und den Krankheitsverlauf

Fragen zum Einfluss psychischer Faktoren und Stress auf die Krebsentstehung und den Genesungsprozess

»*Warum bin ich erkrankt?*« ist sicher eine der häufigsten und berechtigten Fragen, die sich Menschen stellen, die an Krebs erkrankt sind. Der Wunsch, die Ursachen und Einflussmöglichkeiten bei einer schweren Krankheit zu verstehen, ist eine zutiefst menschliche Eigenschaft. Doch gerade bei einer Krebserkrankung sind verlässliche Antworten schwierig.

»*Warum gerade ich?*«, »*Warum habe ich Krebs?*«, »*Warum gerade jetzt?*«, »*Habe ich etwas falsch gemacht?*«, »*Kann ich überhaupt etwas tun?*«

Krebs kann jeden Menschen treffen. Es gibt eine Reihe von wissenschaftlichen Theorien zur Entstehung einer Krebserkrankung und immer wieder werden hoffnungsvoll stimmende Teilerfolge in der Erklärung möglicher Ursachen und Erkrankungsmechanismen erzielt. Die Frage, warum die Erkrankung bei einem Menschen ausbricht und bei einem anderen nicht, kann nach dem derzeitigen Stand der Wissenschaft allerdings nicht befriedigend beantwortet werden. Es gibt eine Reihe von Faktoren, die das Risiko zu erkranken, erhöhen. Dazu zählen ein ungesunder Lebensstil, d. h. ein Mangel an körperlicher Bewegung, ungesunde Ernährung, Übergewicht, hoher Tabak- und Alkoholkonsum, starke Sonnenbestrahlung, ein höheres Lebensalter wie auch verschiedene umweltbedingte Risiken (z. B. Umweltgifte, radioaktive Strahlung). Weiterhin treten etwa 5–10 % aller Krebserkrankungen aufgrund einer erblichen Veranlagung durch spezifische Genveränderungen auf, die zu einem erhöhten Risiko für die Entwicklung einer Krebserkrankung führt. In den letzten Jahren wurde dieses erbliche Risiko vor allem für den familiären Brust- und Eierstockkrebs sowie für familiären Darmkrebs nachgewiesen.

Wie die verschiedenen Faktoren bei der Krebsentstehung zusammenwirken und welche Faktoren letztendlich dazu beitragen, dass die Krebserkrankung ausbricht, ist unklar. Dies bedeutet, dass wir durch unser Verhalten unsere Gesundheit stärken und bestimmte Erkrankungsrisiken mindern können, z. B. durch eine gesunde Lebensweise wie eine gesunde abwechslungsreiche Ernährung sowie regelmäßige körperliche Bewegung und indem wir Gesundheitsrisiken wie Tabak, Alkohol und Sonnenbestrahlung vermeiden oder maßvoll genießen. Ein Risiko, an Krebs zu erkranken, bleibt jedoch für jeden von uns bestehen und letztendlich wissen wir nicht, warum ein einzelner Mensch mit seiner individuellen Lebensgeschichte an Krebs erkrankt und ein anderer nicht.

Der unbefriedigende Stand der wissenschaftlichen Forschung zur Krebsentstehung führt zu einem Phänomen, das bei kaum einer anderen Erkrankung so häufig anzutreffen ist, wie bei Krebs, nämlich zur Bildung zahlreicher individueller Krankheitstheorien und Erklärungsversuche zur Krebsentstehung und zur Einflussnahme auf die Erkrankung. Hier werden neben körperlichen Faktoren vor allem auch psychische Faktoren und schicksalhafte Zusammenhänge als Erklärungsversuche herangezogen. Beispiele für individuelle Krankheitstheorien sind z. B. Krebs als Folge bestimmter Persönlichkeitseigenschaften und Gefühlszustände wie Ängste, als Folge von Stress oder des Verlusts einer nahestehenden Person, als erlittene Strafe für begangene Sünden und Schuld, als Folge einer zu häufigen Beschäftigung mit dem Thema Krebs, als Folge eines bestimmten Lebenswandels oder einer negativen Lebenseinstellung.

In Hinblick auf die Rolle psychischer Faktoren bezüglich der Krebsentstehung und des Krankheitsverlaufs gibt es sehr unterschiedliche Annahmen und Theorien wie auch intensive Forschungsbemühungen, auf die nachfolgend näher eingegangen wird.

1. Habe ich durch meine Gefühle oder Persönlichkeitseigenschaften den Krebs (mit-)verursacht?

Können bestimmte Persönlichkeitseigenschaften oder Emotionen Krebs (mit-)verursachen oder den Krankheitsverlauf beeinflussen? Seit langem gibt es Theorien, die sehr unterschiedliche Persönlichkeitseigenschaften und Verhaltensweisen als Risikofaktoren, an Krebs zu erkranken, in Betracht gezogen haben. Persönlichkeitseigenschaften wie eine ausgeprägte Freundlichkeit, soziale Überangepasstheit und Abhängigkeit, übermäßige Hilfsbereitschaft und die Unfähigkeit, sich von anderen abzugrenzen, die Neigung zu depressiver Stimmung und Melancholie, starke körperliche Reaktion auf Stressoren bei gleichzeitiger Unfähigkeit, Emotionen und vor allem Aggressionen adäquat zu regulieren und bestehende Konflikte offen

anzusprechen, wurden unter dem Begriff der »Krebspersönlichkeit« oder
der »Typ C-Persönlichkeit« (»Typus carcinomatosus«) zusammengefasst.
Von den zahlreichen durchgeführten Untersuchungen fanden einige
wenige Studien zwar Zusammenhänge zwischen manchen der genannten
Persönlichkeitseigenschaften und einer schlechteren Krebs-Überlebens-
rate, allerdings – und dies ist ein entscheidender Kritikpunkt – wurden
wichtige prognostische Faktoren der Krebserkrankung (z. B. das Krank-
heitsstadium oder Lymphknotenmetastasen) bei den wissenschaftlichen
Analysen nicht oder nicht ausreichend berücksichtigt. Es besteht deshalb
gegenwärtig wissenschaftlicher Konsens, dass das Konzept der »Krebspersönlichkeit« als *nicht belegt* gelten muss. Persönlichkeitsfaktoren gelten
nur dann als relevant, wenn sie zu bestimmten *Verhaltensweisen* führen,
die das Krebsrisiko erhöhen. Dies bedeutet, wenn eine Person beispielsweise aufgrund depressiver Verstimmungen häufig Zigaretten raucht und
große Mengen Alkohol trinkt, um diese psychischen Beschwerden zu lindern, wird sie ihr Krebsrisiko erhöhen. Risikofaktoren sind dann aber nach
wie vor der hohe Tabak- und/oder Alkoholkonsum und nicht die depressive Verstimmung.
Für die wissenschaftlich interessierte Leserin und den interessierten Leser
seien darüber hinaus folgende Anmerkungen gemacht: Für die genaue
wissenschaftliche Untersuchung der Theorie, ob bestimmte Persönlichkeitseigenschaften (»Krebspersönlichkeit«) tatsächlich zu einem erhöhten
Krebsrisiko führen, müsste eine sehr große und für die Gesamtbevölke-
rung repräsentative Gruppe von gesunden Menschen über einen langen
Zeitraum, d. h. mehrere Jahre, in regelmäßigen Abständen untersucht
werden, um zu überprüfen, welche Personen an Krebs erkranken und
welche nicht. Regelmäßig gemessen und bei den Analysen berücksichtigt
werden müssten neben den genannten Persönlichkeitseigenschaften darüber hinaus zahlreiche potenzielle demographische, psychische, körperliche und soziale Einflussfaktoren wie z. B. gesundheitliche Risiken, das
Gesundheitsverhalten oder das Alter einer Person. Eine solche wissenschaftliche Studie ist bisher nicht durchgeführt worden und wäre mit
einem enormen Aufwand verbunden. Die Theorie der Überprüfung von
Persönlichkeitsfaktoren auf die Krebsentstehung müsste darüber hinaus
die zugrundeliegenden Mechanismen der Krebsentstehung erklären, d. h.
nicht nur *ob* sondern *wie* eine bestimmte Persönlichkeitseigenschaft zu
einem erhöhten Krebsrisiko führt und warum eine Person an z. B. Brustkrebs erkrankt und eine andere an Leukämie oder Hautkrebs. Weiterhin ist

zu berücksichtigen, dass einige der im Rahmen der Theorie der »Krebspersönlichkeit« genannten Persönlichkeitseigenschaften wie z. B. »soziale
Überangepasstheit« aus wissenschaftlicher Perspektive außerordentlich
schwer abzugrenzen und zu messen sind, was sich in der einfachen Frage
verdeutlichen lässt: Ab wann kann das Verhalten einer Person in den vielfältigen alltäglichen sozialen Situation als »überangepasst« gelten und wie
lange muss dieses Verhalten vorhanden sein, um Krebs auszulösen?

2. Führt Depression zu Krebs oder Krebs zu Depression?

Die Rolle von Depressionen wurde vor allem bei anderen Erkrankungen
wie Herz-Kreislauf-Erkrankungen nachgewiesen. Nach dem derzeitigen
Stand der Forschung gibt es keine wissenschaftlichen Belege, dass eine
Person, die an Depressionen leidet, ein höheres Erkrankungsrisiko für
Krebs hat – wenn Risikofaktoren wie starker Zigaretten- oder Alkoholkonsum berücksichtigt werden. Sind Personen bereits an Krebs erkrankt, so
zeigen wenige Studien wie die der britischen Arbeitsgruppe um Dr. Maggie
Watson, dass ein depressiver Umgang mit der Erkrankung und Gefühle
wie Hilf- und Hoffnungslosigkeit bei Patientinnen mit Brustkrebs mit
einer schlechteren Überlebensrate fünf Jahre nach Diagnosestellung ein-
hergingen. Nach zehn Jahren zeigte sich nur noch ein Effekt für Hilf- und
Hoffnungslosigkeit, nicht aber für Depression. Als mögliche Erklärung
wurden von den Autorinnen und Autoren allerdings überwiegend verhaltensbezogene Faktoren herangezogen. Jemand der depressiv und hoffnungslos ist, wird mit höherer Wahrscheinlichkeit Verhaltensweisen
zeigen, die den Erfolg der Krebsbehandlung negativ beeinflussen können
wie z. B. vorzeitige Therapieabbrüche, verzögerte oder unregelmäßige Einnahme von Medikamenten, als jemand, der aktiv an der Therapie mitarbei-
tet. Die Würzburger Arbeitsgruppe um Professor Hermann Faller zeigte in
einer Studie an Lungenkrebspatienten, dass ein depressiver Umgang mit
der Krebserkrankung – nicht aber Depression – mit einem kürzeren Überleben einherging.
Insgesamt gibt es nur wenige Studien die gezeigt haben, dass Phasen einer
depressiven Verstimmung als Folge der Krebserkrankung, die viele Patienten im Laufe der Erkrankung erleben, den Krankheitsverlauf negativ beeinflussen. Viele Studien fanden keinen Einfluss depressiver Verstimmungen auf den Krankheitsverlauf, vor allem wenn verhaltensbezogene

Merkmale berücksichtigt werden. Deshalb ist der Stand der Forschung zum Einfluss von Depression auf das Krebsüberleben derzeit uneinheitlich.

3. Führt Stress zu Krebs?

Die Frage, ob Stress eine Krebserkrankung (mit-)verursachen und den Krankheitsverlauf beeinflussen kann, beschäftigt viele Patienten. Der Beantwortung dieser schwierigen Frage sei zunächst eine andere Frage vorangestellt: *Was ist Stress?* Jeder von uns erlebt fast täglich Stress: Stress und hoher Zeitdruck im Alltag, Stress in der Familie, Stress mit dem Partner oder der Partnerin, finanzielle Sorgen, Stress bei der Ausbildung, bei der Arbeit und den Arbeitsanforderungen oder aber auch bei der Suche nach einem neuen Arbeitsplatz.

Die Stressforschung beschreibt Stress als ein Ungleichgewicht zwischen den Anforderungen der Umwelt und den individuellen Möglichkeiten und Fertigkeiten einer Person, mit diesen Anforderungen umzugehen und unterscheidet zwischen dem *Stressor*, d. h. einer bestimmten Anforderung, und der *Stressreaktion* einer Person auf diese Anforderung. Wir kennen verschiedene Arten von Stressoren wie beispielsweise Reizüberflutung, Lärm, Gefahrensituationen (*äußere/physikalische Stressoren*), Mangel an Nahrung, an Wasser, an Schlaf oder an Bewegung, Schmerzreize (*körperliche Stressoren*), Überforderung, Unterforderung, Versagen in Leistungssituationen (*Leistungsstressoren*) sowie Einsamkeit, zwischenmenschliche Konflikte, der Verlust eines geliebten Menschen, Änderungen der Lebensgewohnheiten und Entscheidungskonflikte (*soziale Stressoren*).

Das Erleben einer Stress-Situation löst eine unspezifische körperliche Reaktion aus. Unspezifisch bedeutet, dass unabhängig von der Art des Stressors bei jedem Menschen in etwa die gleichen körperlichen (*d. h. neuroendokrinen und vegetativ-physiologischen*) Prozesse ablaufen. Die körperliche Stressreaktion wurde erstmals umfangreich von dem Stressforscher Dr. Hans Selye (1907–1982) untersucht. Die Aktivierung des symphatischen Nervensystems führt durch die Ausschüttung bestimmter Stresshormone (*z. B. Adrenalin und Noradrenalin*) zu einer Mobilisierung der dem Körper zur Verfügung stehenden Ressourcen, um diese Gefahrensituation überstehen zu können (*»Angriff oder Flucht-Reaktion«*). Die meisten Menschen werden sich sicher an eine Prüfungssituation erinnern, in der das subjek-

tive Empfinden von Aufregung und Angst begleitet war von einer be-
schleunigten Atmung, starkem Herzklopfen, feuchten Händen, einer
angespannten Muskulatur oder einer kurzfristigen Schmerzunempfind-
lichkeit. Verschiedene Studien konnten Veränderungen des Immunsystems in Abhängigkeit von der Art und vor allem der Dauer einer Belastung
nachweisen. Kurzfristiger Stress wie z. B. bei einer Prüfung führt zu kurzfristigen Veränderungen des Immunsystems während längerfristig bestehende Belastungen wie z. B. die Sorge für ein krankes Kind oder die Pflege
eines Angehörigen zu länger andauernden Veränderungen des Immunsystems führen können.

Die wichtige Frage aber ist, macht Stress körperlich krank und wenn ja,
welcher oder wie viel Stress macht krank? Verschiedene Studien haben Zusammenhänge zwischen chronischem Stress, Bluthochdruck, Herz-Kreislauf-Erkrankungen und Diabetes nachgewiesen und die Annahme, dass
Stress auch zu Krebs führen kann, ist naheliegend. Ein interdisziplinäres
Forschungsgebiet, das dieser Frage nachgeht, ist die »Psychoneuroimmuno-
logie« oder »Psychoneuroendokrinologie«. Im Mittelpunkt der Forschung
steht hier die Untersuchung der Wechselwirkungen zwischen dem Immunsystem, dem Hormonsystem und dem Nervensystem. Wir wissen
heute, dass subjektiv wahrgenommene Belastungen und Emotionen unser
Hormon- und Immunsystem beeinflussen, aber für die Hypothese, dass
Stress Krebs verursacht (z. B. durch die längerfristige stressbedingte Unterdrü-
ckung des Immunsystems), gibt es nach dem derzeitigen Stand der Wissenschaft keine überzeugenden Belege. Ebenso unklar ist gegenwärtig der
Einfluss der Art der Belastungen auf die Krebsentstehung, was die folgende Frage verdeutlicht: Führt dauerhafter chronischer Stress (u. a. alltägliche Belastungen wie Zeitdruck, finanzielle Sorgen, familiäre Streitigkei-
ten, Sorgen am Arbeitsplatz) oder vielmehr ein besonders gravierendes
Ereignis wie eine Trennung, Scheidung oder der Tod eines geliebten Menschen zu einer Erkrankung wie Krebs? Auch hier gibt es keine Studie, die
eines von beiden nachgewiesen hat.

4. Führen gravierende Lebensereignisse und Verlusterlebnisse wie der Tod oder die Trennung von einer nahestehenden Person zu Krebs?

Die These, dass Krebs durch ein belastendes Lebensereignis oder den Verlust einer nahestehenden Person ausgelöst wird, ist weit verbreitet und beruht meist auf der Annahme, dass die Trauer den Körper und vor allem das Immunsystem so schwächt, dass dadurch Krebs entsteht. Häufig schreiben auch Patienten selbst die eigene Krebserkrankung einem Verlust wie einer Scheidung oder Trennung zu. Viele internationale Studien haben sich mit diesem Thema beschäftigt und auch wenn der Verlust einer nahestehenden Person wie der Partnerin, dem Partner, oder auch einem Kind kurzfristig das Immunsystem verändern und schwächen kann, so zeigen alle Untersuchungen einheitlich, dass sowohl der Verlust eines geliebten Menschen als auch eine Trennung weder Krebs auslösen noch den Krankheitsverlauf negativ beeinflussen. Manchmal sehen Menschen, die erkrankt sind und einige Zeit vorher einen Menschen verloren haben, einen engen Zusammenhang und die zeitliche Nähe beider Ereignisse scheint intuitiv überzeugend zu sein. Dennoch ist es wichtig, sich vor Augen zu halten, dass ebenso viele Menschen nach einem Verlust nicht an Krebs erkranken und viele Menschen erkranken, ohne einen Verlust erlebt zu haben. Einige Forschungsergebnisse ziehen den Schluss, dass nicht das belastende Ereignis oder der Verlust an sich relevant ist, sondern vielmehr die Art und Weise, wie eine Person damit umgeht, das Trauma oder den Verlust verarbeitet. Forschungsergebnisse liegen hier bisher allerdings nur wenige vor, um gültige Ergebnisse ableiten zu können.

5. Können bestimmte Verhaltensweisen wie eine kämpferische Einstellung (»fighting spirit«) den Heilungsprozess bei Krebs positiv beeinflussen?

Die Frage, wie Menschen mit belastenden Situationen umgehen und ob die Art und Weise, wie wir Belastungen wie einer Krebserkrankung begegnen, den Heilungsprozess positiv beeinflussen, wurde im Rahmen der Forschung zur Belastungs- und Krankheitsverarbeitung untersucht (englisch »Coping-Forschung«). Die britischen Forscher um Dr. Steven Greer und Dr. Maggie Watson am Royal Marsden Hospital in London konnten in einer Studie, die Anfang der 90er Jahre publiziert wurde, zeigen, dass Brustkrebspatientinnen mit einer kämpferischen Einstellung (»*fighting spirit*«) länger überlebten als Patientinnen, die die Krankheit verleugneten, stoisch akzeptierten oder hoffnungslos waren. Diese Ergebnisse führten sowohl bei Betroffenen als auch bei Wissenschaftlern und Klinikern zu der Hoffnung, dass sich die Einstellung eines Menschen – und in diesem Fall eine besonders kämpferische Einstellung – nicht nur positiv auf das psychische Befinden, sondern ebenso auf die Überlebenszeit auswirken könnte. Einige psychotherapeutische Behandlungsprogramme bauten auf dieser Annahme auf, die kämpferische Einstellung von Krebspatienten zu fördern und damit sowohl Lebensqualität und als auch die Überlebenszeit der Betroffenen zu verbessern.

»Seit ich krank bin höre ich immer ›lass dich nicht unterkriegen‹, ›du musst kämpfen ... wenn Du kämpfst, schaffst Du das, dann besiegst Du den Krebs.‹ Meine ganze Familie ist mit einem ›Kämpfervirus‹ infiziert. Mir ist aber manchmal einfach nur zum Heulen zumute.«
(Ursula, 58 Jahre, an Brustkrebs erkrankt)

Die Arbeitsgruppe um Dr. Greer und Dr. Watson hatten in ihrer Studie allerdings den Lymphknotenbefall der Brustkrebspatientinnen – einen wichtigen prognostischen Faktor für die Überlebenszeit – nicht berücksichtigt. Sie konnten ihre Ergebnisse der ersten Studie in einer Folgeuntersuchung nicht replizieren, d. h. noch einmal nachweisen, als sie den Lymphknotenstatus und weitere medizinische Faktoren berücksichtigt hatten. Auch andere in der Zwischenzeit durchgeführte Studien konnten keinen Einfluss einer kämpferischen Einstellung auf die Überlebenszeit feststellen. Darüber hinaus soll angemerkt werden, dass ein wichtiger zu berücksichtigender Aspekt den engen Zusammenhang zwischen einer kämpferischen Einstellung und dem Krankheitsstatus bzw. der Prognose einer Patientin oder eines Patienten betrifft. Einer Person mit einer besseren Prognose und weniger eingreifenden Therapiemaßnahmen wird es sicher leichter fallen, sich eine zuversichtliche und kämpferische Einstellung zu bewahren als einer Person mit einer fortgeschrittenen Krebserkrankung.

6. Kann ich durch eine positive Einstellung (»positives Denken«) den Heilungsprozess bei Krebs positiv beeinflussen?

Die Frage nach dem Einfluss einer positiven Einstellung ist ähnlich der Frage nach einer kämpferischen Einstellung auf die Überlebenszeit. Viele Krebspatienten vermuten psychische Belastungen und vor allem eine negative Lebenseinstellung hätten die Erkrankung begünstigt oder gar hervorgerufen und viele Angehörige und Freunde geben häufig den gut gemeinten Rat, positiv zu denken, um die Genesung und die Heilungschancen zu verbessern. Die Annahme, dass sich positives Denken positiv auf den Heilungsprozess auswirke oder sogar die einzige Möglichkeit sei, wieder gesund zu werden, wird in zahlreichen Büchern, Internetforen und anderen Medien propagiert.

Die These, dass positives Denken unerlässlich für die Genesung sei, wird auch durch viele Erfahrungsberichte von Menschen, die eine Krebserkrankung überlebt haben, verstärkt. »Ich habe es geschafft, weil ich nicht aufgegeben habe, immer gekämpft habe, keine negativen Energien an mich herangelassen habe, immer positiv gedacht habe« ist ein typischer Satz, den wir in einer Talkshow im Fernsehen oder im Radio gerade auch von manchen prominenten Patienten hören können. Von Menschen, die einen sehr ungünstigen Verlauf der Erkrankung erlebt haben und an der Krebserkrankung verstorben sind, hören wir allerdings wenig in den Medien, sodass uns eine sehr einseitige Wahrnehmung bleibt.

Es ist sicher für das allgemeine Befinden gut, eine zuversichtliche und positive Lebenseinstellung zu haben. Und manchen Menschen hilft es für den Umgang mit der Erkrankung, bestimmte Visualisierungstechniken anzuwenden oder der Erkrankung mit Kampfgeist zu begegnen. Aber es ist geradezu paradox anzunehmen, dass angesichts einer schweren Erkrankung wie Krebs emotionale Phasen von Traurigkeit, Niedergeschlagenheit, Hoffnungslosigkeit, Verlust an Lebenssinn, Wut und Verzweiflung nicht normale und vor allem »gefährliche« Reaktionen auf die Krankheit darstellten. Nach dem gegenwärtigen Stand des Wissens haben Gefühle wie Angst, Traurigkeit und Verzweiflung den Krebs weder hervorgerufen, noch beeinflussen sie den Genesungsprozess negativ, d. h. sie lassen den Tumor nicht wachsen, sich ausbreiten oder anderes.

Jimmie Holland, eine der Begründerinnen der Psychoonkologie und langjährige Lehrstuhlinhaberin der Abteilung für Psychiatrie und Verhaltensmedizin am renommierten Memorial Sloan-Kettering Cancer Center in

New York schrieb einen Aufsatz über die »Tyrannei des positiven Denkens«, der den Kern des Problems sehr gut trifft (Holland und Lewis 2000). Die These des »positiven Denkens« gibt dem Patienten die volle Verantwortung für die Entstehung und den Verlauf seiner Erkrankung und sie birgt damit auch die Gefahr von Schuldzuweisungen in sich. Jeder erwachsene Mensch hat Verantwortung für seinen Lebensstil und sein Gesundheitsverhalten. Aber die Ursachen von Krebs sind wahrscheinlich vielfältig und wir können sie nicht 100-prozentig durch unser Verhalten beeinflussen oder kontrollieren. Die These des »positiven Denkens« kann gerade dann, wenn ein Rezidiv auftritt oder der Krebs gestreut hat, zu fatalen Schuldzuweisungen führen wie ›ich habe meinen Krebs selbst gewollt‹, ›eigentlich möchte ich gar nicht wirklich gesund werden‹, ›ich habe nicht positiv genug gedacht‹, ›ich lasse zu viele negative Energien an mich heran‹ oder ›ich habe alles falsch gemacht‹.

7. Warum gibt es bei Krebserkrankungen Schuldzuweisungen dem Patienten gegenüber was eine angeblich falsche »innere« Einstellung angeht?

Dies ist eine berechtigte Frage. Es würde wahrscheinlich kaum jemand auf die Idee kommen, einen Patienten mit Nierenversagen durch positives Denken vor der Dialyse bewahren zu wollen, oder ihm eine negative Lebenseinstellung als Grund für die Erkrankung vorwerfen. Der Grund für den Glauben an einen Einfluss der Psyche liegt sehr wahrscheinlich darin, dass die Entstehung von Krebs bis heute nicht erklärbar ist. Die Tatsache, dass jeder Mensch an Krebs erkranken kann, macht Angst. Auch, weil uns dadurch verdeutlicht wird, dass unser Leben nicht völlig planbar, vorhersehbar und kontrollierbar ist. Darüber hinaus wird eine sehr verbreitete Grundannahme in Frage gestellt, nämlich die, dass das Leben gerecht sein müsse. Eine Krebserkrankung erschüttert demnach das Streben nach subjektiver Sicherheit und die Annahme einer gerechten und kontrollierbaren Welt. Um diese Angst abzuwehren, wird dem Patienten die alleinige Verantwortung und Schuld an seiner Krankheit zugeschrieben, was auch als »dem Opfer die Schuld geben« (»*blaming the victim*«) beschrieben wird. Indem dem Patienten bestimmte psychische Merkmale wie eine negative Lebenseinstellung als Krankheitsursache zugeschrieben werden, wird gleichzeitig auch die eigene Angst vor einer möglichen Erkrankung verringert:»Mir kann das nicht passieren, denn ich bin anders, habe eine positive Lebenseinstellung«.

8. Warum halten sich viele Annahmen zu psychosozialen Ursachen und Einflussmöglichkeiten auf die Krebserkrankung so hartnäckig? Könnte nicht doch etwas dran sein?

Geht man nach dem gegenwärtigen Stand der Forschung zu psychosozialen Ursachen und Einflussmöglichkeiten auf die Krebserkrankung, so lautet das Fazit, dass psychische Faktoren, seien es Persönlichkeitseigenschaften, Gefühle oder Einstellungen, keine bedeutsame Rolle bei der Entstehung von Krebs und der Beeinflussung der Überlebenszeit spielen. Vor allem Verhaltensweisen wie Rauchen, Alkoholkonsum, bestimmte Ernährungsgewohnheiten und die Mitarbeit an der Krebsbehandlung können das Erkrankungsrisiko beeinflussen. Selbst wenn einige Studien einen depressiven Krankheitsverarbeitungsstil sowie Gefühle von Hilf- und Hoffnungslosigkeit als Risikofaktor für einen schlechteren Krankheitsverlauf zeigten, wird auch hier überwiegend angenommen, dass passive Verhaltensweisen und eine ungenügende Mitarbeit an der Therapie die Ursachen aufgrund der depressiven Krankheitsverarbeitung für ein schlechteres Überleben verantwortlich sind. Insgesamt bedarf es aber gerade zum Einfluss von Depression und den zugrundeliegenden biologischen Mechanismen auf den Krankheitsverlauf weiterer Forschung.

Viele wissenschaftliche Erkenntnisse scheinen konträr zu persönlichen Erfahrungen oder Überzeugungen zu stehen, sodass die Frage, was man glauben soll, berechtigt ist. Forschung und Wissenschaft können lange dauern und bis eine Theorie als wahr oder zumindest als sehr wahrscheinlich anerkannt wird, bedarf es vieler Studien, die bemüht sind, alle potenziellen Einflussfaktoren zu berücksichtigen. Der wissenschaftlichen Erkenntnis stehen die individuellen Erfahrungen und Erlebnisse von Menschen gegenüber und diese sind nicht weniger wahr oder berechtigt. Die Gedanken sind frei und was ein Mensch glaubt, ist seine ganz eigene und freie Entscheidung. Problematisch ist es, wenn diese eigenen Überzeugungen anderen Patienten als ultimative Wahrheit aufgedrängt oder dazu benutzt werden, Profit zu machen.

Viele subjektive Erklärungen von Seiten der Betroffenen selbst aber auch von Seiten Angehöriger stellen häufig Versuche dar, individuelle Antworten auf eine belastende und ängstigende Situation zu finden, auch um diese nicht als völlig unkontrollierbar zu erleben. Die subjektiv erlebbare Einflussnahme auf das Krankheitsgeschehen, sei es beispielsweise durch alternative Therapiemethoden oder Meditation erleben viele Betroffene als entlastend und individuelle Krankheitstheorien können helfen, belastende Ereignisse wie eine Krebserkrankung in die eigene Lebensgeschichte einzuordnen und ihnen Sinn zu geben.

Tabelle 1:   Subjektiv erlebte Einflussfaktoren auf die Entstehung einer Krebserkrankung

Potenzielle Einflussfaktoren	Subjektiv erlebter Einfluss auf die Entstehung der Krebserkrankung		
	kein bis geringer Einfluss	mittlerer Einfluss	eher starker bis sehr starker Einfluss
seelische Faktoren (z. B. Ängste)	31 %	16 %	53 %
berufliche Faktoren (z. B. Stress am Arbeitsplatz)	35 %	20 %	45 %
familiäre Faktoren (z. B. familiärer Stress)	39 %	17 %	44 %
umweltbezogene Faktoren (z. B. Umweltverschmutzung)	36 %	25 %	39 %
körperliche Faktoren (z. B. genetische Veränderungen)	44 %	24 %	32 %
verhaltensbezogene Faktoren (z. B. Ernährung, Bewegungsmangel)	50 %	23 %	27 %

Mehnert und Koch (2007) Institut für Medizinische Psychologie, Universitätsklinikum Hamburg-Eppendorf

Tabelle 1 zeigt in diesem Zusammenhang die Ergebnisse einer aktuellen, am Institut für Medizinische Psychologie am Universitätsklinikum Hamburg-Eppendorf in Zusammenarbeit mit verschiedenen onkologischen Rehabilitationskliniken durchgeführten Studie, in der 883 Krebspatienten ein Jahr nach Beendigung der Rehabilitation nach den subjektiv empfundenen Einflussfaktoren auf die Entstehung der eigenen Krebserkrankung befragt wurden. Die Ergebnisse verdeutlichen, dass vor allem seelischen Faktoren sowie Faktoren wie Stress am Arbeitsplatz oder in der Familie im Gegensatz zu körperlichen und verhaltensbezogenen Faktoren von Patienten ein höherer Stellenwert eingeräumt wurde.

9. Warum hat es mich getroffen? Ich erlebe die Krebserkrankung als total unfair. Ich habe mein Leben nach bestem Wissen und Gewissen geführt, nichts verbrochen, nicht mal geraucht. Warum nur, bin ich erkrankt?

Eine häufige Belastung oder besser ein häufiger Gedanke, der viele von der Erkrankung betroffene Menschen und Angehörige beschäftigt, ist der, dass das Leben nicht fair ist. Ja, das Leben ist nicht fair. Viele Menschen wachsen mehr oder weniger mit dem Gedanken auf, dass das Leben in irgendeiner Form »gerecht« sein müsse. So, als ob ein »moralischer« Lebenswandel vor der Erkrankung schützen würde. Dies schließt meist die Annahme ein, dass die Krebserkrankung eine Strafe sei, eine Strafe für einen unmoralischen oder falschen Lebensstil. Krebs aber ist keine Strafe, auch wenn dies von Betroffenen bisweilen verständlicherweise so empfunden wird. Krebs ist eine Krankheit. Eine schwere Krankheit. Sie kann jeden Menschen in jeder Lebenslage treffen unabhängig von seinen Weltanschauungen, seinem Lebenswandel, seinen sonstigen Merkmalen. Natürlich gibt es bestimmte genetische oder verhaltensbezogene Risikofaktoren (z. B. starkes rauchen), aber Krebs trifft nicht die »Bösen« und verschont die »Guten«. Wer sollte dies auch entscheiden? Die scheinbare »Ungerechtigkeit« ist manchmal schwer zu akzeptieren, aber es ist wichtig, sich bewusst zu machen, dass eine Krebserkrankung keine Strafe ist, keine »moralische« Ursache hat.

3 Ängste und depressive Verstimmungen

Fragen zu Angstsymptomen, Symptomen depressiver Verstimmungen und deren Linderung

Im Verlauf einer Krebserkrankung treten eine Reihe körperlicher und psychischer Symptome und Syndrome auf, von denen viele die Lebensqualität stark einschränken können. Ein solches Syndrom ist Angst, das sehr häufig auftritt und von vielen Patienten als sehr belastend erlebt wird. Ängste sind u. a. die Angst vor Operationen und eingreifenden medizinischen Therapien, die Angst vor dem Fortschreiten oder Wiederauftreten der Krebserkrankung, Angst vor Funktionseinschränkungen, Angst vor Kontrollverlust und davor, eine Belastung für andere zu sein, Angst vor Zurückweisung, Ablehnung und Stigmatisierung im Alltag, im Freundeskreis oder im Beruf, Angst vor Einsamkeit, Angst vor Schmerzen und Leiden und die Angst vor dem Sterben und dem Tod. Angst ist durch eine Reihe von körperlichen und psychischen Symptomen gekennzeichnet. Typische Angstsymptome sind z. B. Ruhelosigkeit und Nervosität, Sorgen, Panik, Schlafstörungen oder Reizbarkeit (Tabelle 2).

Tabelle 2: Häufige Angstsymptome

körperliche Symptome	psychische Symptome
• erhöhte Herzfrequenz	• Angst vor Kontrollverlust
• Kurzatmigkeit	• Angst, verrückt zu werden
• Schweißausbrüche	• Gefühle der Unwirklichkeit
• Beklemmungsgefühle	• katastrophisierende Gedanken
• Gefühle von Schwindel, Benommenheit	• ständiges Grübeln
• Missempfindungen	
• Übelkeit	
• Konzentrationsprobleme	
• Nervosität	
• innere Anspannung	
• Reizbarkeit	

1. Ich leide häufig unter Ängsten, seit ich an Krebs erkrankt bin. Ist das normal oder stimmt etwas nicht mit mir?

Emotionale Belastungsreaktionen wie Ängste sind normale Reaktionen auf die Belastungen der Erkrankung und Behandlung. Angstreaktionen, z. B. auf eine schlechte Nachricht wie die Diagnose Krebs, bestehen meist in einem initialen Schock, Ungläubigkeit und häufig gemischten Symptomen wie u. a. Reizbarkeit, Appetit- und Schlaflosigkeit sowie Konzentrationsproblemen, die meist innerhalb von 7–10 Tagen vorübergehen. Eine Angststörung unterscheidet sich von normalen Ängsten hinsichtlich Auslöser, Angemessenheit, Intensität und Dauer, nicht aber in den körperlichen und psychischen Symptomen. Es gibt kaum Patienten, die nicht im Laufe der Diagnose, Behandlung und Nachsorge Angstsymptome oder Phasen der Traurigkeit und Niedergeschlagenheit erleben. Etwa jeder dritte Patient leidet auch manchmal noch Jahre nach der Diagnose unter Ängsten, die verschiedene Aspekte der Erkrankung betreffen können, wie die Angst vor einem Rezidiv oder der Verschlechterung des Gesundheitszustands. Ängste und Sorgen wie auch andere emotionale Reaktionen wie Niedergeschlagenheit, Trauer, Wut oder Verzweiflung sind häufige und normale Reaktionen, die im Verlauf der Erkrankung auftreten können. Dennoch können sie zu großem Leiden führen, wenn sie andauern. Gespräche und professionelle Angebote können helfen, neue Wege und Perspektiven kennen zu lernen, anders mit den Belastungen umzugehen und diese zu reduzieren.

2. Immer wieder höre ich den Begriff »Angststörung«. Was ist eine Angststörung?

Angststörungen bezeichnen in der psychiatrischen Diagnostik eine Gruppe von Störungsbildern, die durch im Verhältnis zur realen Gefahr übermäßige Angstreaktionen gekennzeichnet ist. Dazu gehören die Panikstörung, die Generalisierte Angststörung, Phobische Störungen, Zwangsstörungen sowie die Akute und Posttraumatische Belastungsstörung. Inwieweit es sich bei Ängsten, die im Verlauf einer Erkrankung wie Krebs auftreten, tatsächlich um Angststörungen oder um normale und der Situation angemessene Reaktionen handelt, wird in der Wissenschaft kontrovers diskutiert, da die Krebserkrankung eine reale Gefahr darstellt und

insofern die Angstsymptome begründet sind. Dies gilt auch für Ängste vor
eingreifenden Behandlungsmaßnahmen wie schweren Operationen, Amputationen oder z. B. einer Stammzelltransplantation. Auch wenn Ängste
und Angststörungen bei körperlich Kranken normale Reaktionen auf eine
belastende Situation darstellen, können sie dennoch erhebliches Leid für
die Betroffenen selbst als auch für Angehörige und Freunde hervorrufen.
Eine psychotherapeutische Beratung und Behandlung kann helfen, die
Ängste zu reduzieren und zu erlernen, besser mit ihnen umzugehen.

3. Können Ängste auch durch die Krebsbehandlung verursacht werden?

Die Ursachen für Angstsymptome und Angststörungen bei Krebspatienten sind unterschiedlich. Angstsymptome können zum einen Zeichen
einer mehr oder weniger krankheitsunabhängigen psychischen Krise sein.
Es kann sich zum anderen um Angstsymptome einer bereits bestehenden
Angststörung handeln, deren Symptome sich durch die Erkrankung verschlimmern. Darüber hinaus kann es sich um eine Angstreaktion aufgrund einer akuten Belastung wie einer bevorstehende Operation handeln
oder um Angstsymptome aufgrund einer organischen bzw. medizinischen
Ursache. Bestimmte Medikamente wie z. B. Corticosteroide können vermehrt Ängste auslösen. Angstsymptome werden aber auch durch starke
Schmerzen oder medizinische Komplikationen verursacht (Tabelle 3). Deshalb ist es wichtig, Ängste und andere emotionale Belastungen anzusprechen, ihre Ursache abzuklären und Unterstützung zu suchen, um die
Ängste zu lindern.

4. Seit der Krebsdiagnose beobachte ich mich sehr genau und wenn ich kleinste Veränderungen wahrnehme, versetzen diese mich sofort in Panik. Was kann ich tun?

Wie bei jedem nicht an Krebs erkrankten Menschen ist es wichtig, auf körperliche Veränderungen und Veränderungen im Befinden zu achten und
diese ggf. durch einen Fachmann abklären zu lassen. Ein zu häufiges sich
selbst beobachten und sich abtasten kann allerdings zu erhöhter Panik und
Ängstlichkeit führen, da unser Körper und unser Befinden normalen Ver-

Tabelle 3: Angstsymptome und deren Ursachen bei Krebspatienten (nach Breitbart 1999)

A Reaktive Angstsymptome und Angststörungen
häufige Ursachen:

* Bewusstsein über die Diagnose Krebs
* Unsicherheit und Furcht vor medizinischen Behandlungen und den weiteren Krankheitsverlauf
* Konflikte mit Behandlern
* partnerschaftliche und familiäre Konflikte
* Verlust der körperlichen Integrität
* Hilflosigkeit und Kontrollverlust
* belastende Zukunftsgedanken
* Trennung von Angehörigen
* Einengung des Denkens auf Sterben und Tod
* Furcht vor dem Tod

B Symptom- und behandlungsbedingte Ängste
häufige Ursachen:

* unzureichende Schmerzbehandlung
* Stoffwechselstörungen (z. B. niedriger Blutzuckerspiegel)
* Sauerstoffunterversorgung
* Delirium
* Sepsis, Blutungen und Lungenembolie

C Substanzinduzierte Ängste
häufige Ursachen:

* Corticosteroide
* Neuroleptika
* Antiemetika (z. B. Metoclopramid)
* Bronchodilatoren
* Opiat-, Benzodiazepin- und Alkoholentzug

D Vorbestehende Angststörungen
häufig Verschlimmerung der Symptome bei:

* Generalisierter Angststörung
* Panikstörung
* Phobien
* Posttraumatischer Belastungsstörung

änderungen bzw. Schwankungen unterliegen. Angst und Panik können körperliche Reaktionen hervorrufen wie Schwindel, Benommenheit oder Schweißausbrüche, die dann wiederum als unklare Symptome wahrgenommen werden und die Panik verstärken können. Dies wird auch als Teufelskreis der Angst bezeichnet (Abbildung 3). Um auf der einen Seite selbstfürsorglich mit dem eigenen Körper umzugehen, sich aber auf der anderen Seite nicht ständig erhöhter Angst und Panik auszusetzen ist es ratsam, genaue Zeitabstände – ggf. in Absprache mit dem behandelnden Arzt – für sich festzulegen und ggf. Symptome aufzuschreiben.

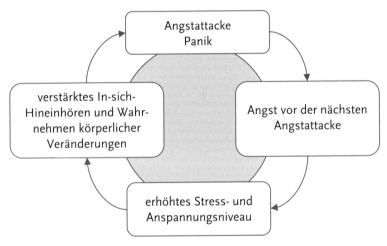

Abbildung 3:   Der Teufelskreis der Angst (nach Margraf und Schneider 1990)

5. Ich habe Angst, offen über meine Sorgen und Ängste zu sprechen. Ich möchte nicht als »Schwächling« dastehen, eine Belastung für andere sein bzw. andere mit meinen Problemen belasten.

Eigene Ängste und Sorgen mit einer anderen Person zu teilen, wirkt in der Regel sehr entlastend gemäß dem Motto »geteiltes Leid ist halbes Leid«. Die Annahme, dass das Sprechen über Ängste und Belastungen eine Last für den anderen sei, ist eine häufige Sorge. Natürlich sind Partner, Familienangehörige oder Freunde ebenfalls belastet, wenn ein geliebter Mensch

an Krebs erkrankt. Dies lässt sich nicht vermeiden. Aber das nicht »darüber« Sprechen führt meist zu einer noch höheren Belastung. Bei Paaren
oder zwischen Familienmitgliedern kommt dies nicht selten vor, wenn ein
Familienmitglied erkrankt ist. Dies führt meist zu einer Situation, in der
beide Partner bzw. Familienmitglieder ihre Ängste für sich behalten mit
der Absicht, den anderen zu »schonen«. Dies kann auf beiden Seiten
Sorgen und Ängste verschlimmern und zu einer Situation des Schweigens
oder des Sprechens über allerlei »Belanglosigkeiten« führen, um die ei-
gentlichen emotionalen Belastungen zu vermeiden. Im Gegensatz dazu
helfen Gespräche, Belastungen gemeinsam zu meistern, sie verstärken
das gegenseitige Vertrauen und das Gemeinsamkeitsgefühl. Ein Gespräch
kann auch helfen, die Situation, die als belastend wahrgenommen wird,
besser einzuschätzen, andere Perspektiven wahrzunehmen und ggf. hilfreiche Informationen und Unterstützung zu erhalten. Über Belastungen
offen zu sprechen und die Hilfe anderer anzunehmen, ist kein Zeichen
von Schwäche. Im Gegenteil, Hilfe zu suchen und Hilfe anzunehmen ist
ein guter und kompetenter Umgang mit den Belastungen, die durch die
Erkrankung und die Behandlung entstehen können. Wir alle sind in vielen
verschiedenen Lebenssituationen auf die Unterstützung, den Rat und die
Hilfe anderer angewiesen.

6. Ich würde gern über meine Sorgen und Ängste sprechen, aber ich weiß einfach nicht, wie. Wie kann ich die richtigen Worte finden?

Es gibt nicht die »richtigen« Worte und kein »Patentrezept«. Der direkte
und individuelle Weg ist der beste! »Ich weiß nicht, wie ich es sagen soll, aber
ich habe Angst, wie es weitergehen soll«; »Es fällt mir schwer, darüber zu sprechen, aber ich habe Angst, ins Krankenhaus zu gehen«; »Ich weiß nicht, wie ich
mit dem Arzt über meine Sorgen sprechen soll«; »Ich habe Angst vor der Operation, ... vor der Chemotherapie, ... vor der Zukunft, ... vor der nächsten Kontrolluntersuchung ...« sind nur Beispielsätze. Sprechen Sie Ihre Sorgen so aus,
wie es Ihnen entspricht. Wir können nicht beeinflussen, wie andere Menschen in unserem Umfeld reagieren werden, aber in der Regel empfinden
Partner, Angehörige und Freunde eine offene Kommunikation als ebenso
entlastend. Es kann natürlich auch sein, dass im persönlichen Umfeld
wenig Verständnis und Unterstützung signalisiert wird oder das wenige

Angehörige und Freunde da sind, um Unterstützung anzubieten. Gerade hier kann das Sprechen über Sorgen, Ängste und Probleme in einer psychologischen Beratung oder Psychotherapie hilfreich sein.

»Manchmal überkommt mich die Angst einfach. Ich wache nachts mit Herzklopfen auf und habe panische Angst. Alle Gedanken drehen sich in meinem Kopf. In letzter Zeit bekomme ich plötzlich auch Wutanfälle, ich könnte zerplatzen oder etwas auf den Boden werfen. Ich weiß gar nicht mehr, ob das alles noch normal ist, ich habe Angst, verrückt zu werden. Sagen sie mir, bin ich verrückt?«
(Astrid, 58 Jahre, an Brustkrebs erkrankt)

7. Was kann ich tun, um mit meinen Ängsten umzugehen?

Krebs ist eine lebensbedrohliche Erkrankung und Ängste sind normale Reaktionen auf diese Bedrohung. Gerade Kontrolluntersuchungen, Tests oder »Jahrestage« wie der Tag der Diagnosemitteilung sind für viele Patienten sehr angstauslösend. Das akzeptieren und annehmen dieser Ängste ist ein wichtiger Schritt, um diese nicht mehr als so bedrohlich zu erleben. Es ist normal, Angst vor einem Test zu haben und nervös zu sein. Folgende drei Schritte können helfen, besser mit diesen Ängsten umzugehen:

1) Annehmen der Ängste und Sorgen z. B. über anstehende Untersuchungen oder Behandlungsergebnisse (*»Es ist in Ordnung, nervös zu sein. Ich akzeptiere meine Angst, ich nehme meine Angst an, sie ist nichts fremdes, das mich überkommt, sondern eine normale Reaktion.«*)
2) Normalisieren einiger Aspekte der angstauslösenden Situation, wenn es angemessen ist (*»Die Wahrscheinlichkeit, dass ein Rezidiv auftritt, ist nach den Informationen meines Arztes etwa 15 %. Dies bedeutet, dass die Wahrscheinlichkeit, dass kein Rezidiv auftritt 85 % ist. Das ist eine beruhigende Information, auch wenn natürlich ein Risiko besteht.«*)
3) Konzentrieren auf die Dinge, die im Moment gut laufen und darauf, was sonst noch getan werden kann, um die eigene Lebensqualität zu erhöhen (*»Die nächste Kontrolluntersuchung ist in einem halben Jahr. Ich fühle mich im Moment gut und habe durch meine Teilzeitstelle etwas mehr Zeit als früher. Die werde ich nutzen, um regelmäßig zum Yoga zu gehen und ich habe endlich etwas Zeit für mein Hobby.«*)

Wenn die Belastung durch Ängste zu groß wird, ist es ratsam, eine psychologische Beratung in Anspruch zu nehmen. Auch Entspannungs- und Imaginationsübungen können helfen, mit Ängsten besser umzugehen.

8. Ich habe gehört, dass es auch Medikamente gegen Ängste gibt. Können diese Medikamente mir helfen, meine Ängste zu lindern?

Die Art der Behandlung von Ängsten und Angststörungen hängt von den Ursachen der Ängste, ihrer Ausprägung und der Manifestation der Symptome sowie dem Behandlungsrahmen ab. Krebspatienten müssen häufig eine Reihe von Medikamenten einnehmen, sodass die Einnahme jedes zusätzlichen Präparats sorgfältig mit dem zuständigen Arzt besprochen und geprüft werden sollte, um unerwünschte Wechselwirkungen und Komplikationen zu vermeiden. Bei der Frage einer medikamentösen Behandlung der Ängste ist die Dauer und Schwere der Symptome ein wichtiger Faktor. Patienten mit lang anhaltenden und sehr belastenden Angstsymptomen können von einer Kombination aus psychotherapeutischer Behandlung und Psychopharmakotherapie profitieren. Dennoch muss darauf hingewiesen werden, dass die meisten Beruhigungs- und Schlafmittel (vor allem aus der Gruppe der Benzodiazepine), die angstlösend, entspannend und schlafanstoßend wirken, ein hohes Abhängigkeitspotenzial haben. Eine längerfristige Einnahme führt bei Absetzen des Medikaments zu Entzugserscheinungen, die durch Beschwerden wie Ängste und emotionale Instabilität gekennzeichnet sind, gegen die das Medikament ursprünglich helfen sollte. Alternativ werden auch Antidepressiva verschrieben, d. h. Medikamente zur Linderung der Symptome einer Depression. Auch deren Einnahme sollte genau mit dem Arzt besprochen werden.

9. Ich male mir häufig das Schlimmste aus, kann dann an gar nichts mehr denken und fühle mich wie gelähmt. Was kann mir helfen?

Bedrückende Zukunftsgedanken können so belastend werden, dass sich der Betroffene wie gelähmt oder gefangen fühlt. Besonders häufige Ängste sind die Angst vor dem Fortschreiten der Erkrankung, vor der Unkontrollierbarkeit der Situation, vor Schmerzen, vor einer schlechten Prognose und einem qualvollen Dahinsiechen. Die Ängste steigen sehr häufig in den Wochen und Tagen vor notwendigen Kontrolluntersuchungen und Tests an. Viele Ängste entstehen durch unsere Bewertung einer Situation und sind häufig unabhängig von der gegenwärtigen Lage. Und unsere Ängste und Sorgen stehen in keinem Zusammenhang mit dem, was uns in Zukunft passieren (oder auch nicht passieren) könnte. Ob wir uns ängstigen oder nicht, beeinflusst demnach unser gegenwärtiges Befinden und vielleicht das von Menschen, die uns nahestehen, aber nicht das, was in Zukunft passieren (oder nicht passieren) wird. Hilfreich kann es sein, sich Alternativen zu den Angstinhalten zu erarbeiten wie z. B. »Was könnte bestenfalls passieren?« oder »Gibt es nicht auch noch andere Möglichkeiten, wie der Test ausgehen könnte?«.

Wenn Gefühle aufkommen, von Ängsten überwältigt zu werden (wie z. B. in einer Situation beim warten mit anderen Patienten in einem Wartezimmer durch Gedanken wie »wie furchtbar, wenn ich gleich etwas Schlimmes erfahre, wie furchtbar, wenn der Arzt mir gleich etwas Entmutigendes mitteilt, ich werde das nicht durchstehen ...«) kann es helfen, die Methode des »Gedankenstopp« oder »Bewertungsstopp« anzuwenden und sich auf das zu konzentrieren, was im Moment gerade passiert. Bei der Technik des »Gedankenstopp« sagt man sich selbst bei quälenden und angstauslösenden Gedanken leise in Gedanken (oder auch laut) »stopp«. Danach ist es hilfreich, tief durchzuatmen und die Gedanken auf etwas anderes, am besten sehr konkretes zu konzentrieren und sich dadurch abzulenken. Ein Beispiel könnte sein: »Heute ist Freitag, draußen regnet es, die Luft war frisch. Ich sitze jetzt hier und warte. Mit mir im Wartezimmer sitzen noch eine Reihe anderer Patienten. Ich habe heute meinen blauen Pullover an und eine Jeans. Alles ist erst einmal in Ordnung. Was habe ich heute eigentlich zum Frühstück gegessen ...?«

10. Mir hilft es, wenn ich mich an den Tagen vor der nächsten Kontrolluntersuchung ablenke. Wenn ich im Garten arbeite oder am Computer »herumpuzzle«, vergesse ich meine Sorgen. Ist es schlimm, meine Ängste zu verdrängen?

Es kann überaus hilfreich sein, Tätigkeiten auszuüben, die die Gedanken auf etwas anderes lenken, und sich die Zeit vor der bevorstehenden Untersuchung zu erleichtern. Manchen Patienten hilft es, mit dem Partner zusammen zu sein, Freunde zu treffen, ins Kino, in eine Ausstellung oder essen zu gehen, Sport zu treiben, zu arbeiten oder irgendeine andere Tätigkeit auszuüben, die die Konzentration auf etwas anderes lenkt. Ein dauerhaftes Verdrängen emotionaler Belastungen erschwert allerdings die Verarbeitung von Krankheitserfahrungen und Verlusten und kann das Erlernen des Umgangs mit den psychischen und sozialen Belastungen im weiteren Krankheitsverlauf behindern.

11. Immer wieder kreisen meine Gedanken um Belastungen und Dinge, die mich ängstigen. Ich kann einfach nicht abschalten. Was kann ich tun?

Psychische Belastungen, Sorgen, Ängste und insbesondere Niedergeschlagenheit und depressive Zustände zu erleben, beinhaltet meist auch eine Einschränkung der Perspektive auf Probleme und belastende Situationen. Unsere Emotionen sind eng mit unseren Gedanken verbunden. Schränken wir unsere Perspektive und Gedanken nur auf Belastungen ein, werden wir uns emotional auch entsprechend angespannt und sorgenvoll fühlen. Hier kann es hilfreich sein, die eigene Perspektive zu erweitern und die Aufmerksamkeit auf andere, wenig belastende Dinge zu lenken, die tagtäglich um uns herum passieren. Dies mag am Anfang vielleicht seltsam klingen, denn bei einer schweren Krankheit wie Krebs stehen die damit verbundenen Probleme häufig im Mittelpunkt.

Hier kann ein so genanntes Stimmungsprotokoll helfen, in dem Sie Ihre Stimmung, Ängste, Aktivitäten, Appetit, Energie, Schlaf, Reizbarkeit und Schmerzen festhalten.

Mit einem solchen Protokoll ist es leichter zu erkennen, wodurch bestimmte Stimmungen (Ängste wie Freude) ausgelöst werden und es kann helfen, Termine und Aktivitäten besser zu planen und auch zu bestimmten Zeiten zu vermeiden (Abbildung 4). Ein Beispiel für ein solches Stimmungsprotokoll ist in Abbildung 5 dargestellt.

Verändern Sie die Perspektive!

Psychische Belastungen, Sorgen, Ängste und Niedergeschlagenheit zu erleben, beinhaltet meist auch eine Einschränkung der Perspektive auf Probleme und belastende Situationen. Dieser Zustand ist vergleichbar mit der Linse eines Fotoapparates, die sich nicht mehr bewegen, nicht mehr ein- oder ausfahren lässt.

Erweitern Sie Ihre Perspektive!
• Führen Sie ein Stimmungs- und Aktivitätsprotokoll
• Halten Sie z. B. Ihre Stimmung, Ängste, Aktivitäten, Appetit, Energie, Schlaf, Reizbarkeit und Schmerzen fest

Mit einem solchen Protokoll ist es leichter zu erkennen, wodurch bestimmte Stimmungen (Ängste wie Freuden) ausgelöst werden, und es kann helfen, Termine und Aktivitäten besser zu planen und auch zu bestimmten Zeiten zu vermeiden.

Abbildung 4: Strategien zur Angstbewältigung (nach Roth 2007, Roth und Massie 2007)

12. Ich habe Angst, dass der Krebs wiederkommt. Was soll ich dann bloß tun?

Auch wenn die Krebserkrankung wiederauftritt und dies für alle Betroffenen eine schlimme Nachricht bedeutet, heißt dies nicht, dass der Krebs nicht erneut behandelt werden kann. Dennoch sind die Heilungsaussichten bei vielen Krebsarten, die ein zweites oder drittes Mal auftreten, verringert. Ist der Krebs nicht heilbar, treten lebensverlängernde Therapien in den Vordergrund, die helfen sollen, körperliche Symptome zu behandeln und die Lebensqualität des Betroffenen so gut und so lange wie möglich zu erhalten. Die so genannte palliative Medizin, deren Ziel die Behandlung von nicht heilbaren Erkrankungen ist, ist heute sehr weit entwickelt und fortschrittlich und beinhaltet eine umfassende Versorgung, bei der nicht nur den körperlichen Symptomen von Patienten Rechnung getragen wird, sondern auch den emotionalen Belastungen, sozialen Problemen wie auch spirituellen Belangen von Patienten, Partnern und Angehörigen.

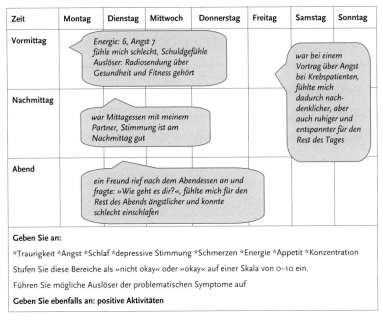

Zeit	Montag	Dienstag	Mittwoch	Donnerstag	Freitag	Samstag	Sonntag
Vormittag	*Energie: 6, Angst 7 fühle mich schlecht, Schuldgefühle Auslöser: Radiosendung über Gesundheit und Fitness gehört*					*war bei einem Vortrag über Angst bei Krebspatienten, fühlte mich dadurch nach-denklicher, aber auch ruhiger und entspannter für den Rest des Tages*	
Nachmittag	*war Mittagessen mit meinem Partner, Stimmung ist am Nachmittag gut*						
Abend	*ein Freund rief nach dem Abendessen an und fragte:»Wie geht es dir?«, fühlte mich für den Rest des Abends ängstlicher und konnte schlecht einschlafen*						

Geben Sie an:

*Traurigkeit *Angst *Schlaf *depressive Stimmung *Schmerzen *Energie *Appetit *Konzentration

Stufen Sie diese Bereiche als »nicht okay« oder »okay« auf einer Skala von 0–10 ein.

Führen Sie mögliche Auslöser der problematischen Symptome auf

Geben Sie ebenfalls an: positive Aktivitäten

Abbildung 5: Stimmungsprotokoll zur Angstbewältigung (nach Roth 2007, Roth und Massie 2007)

13. In letzter Zeit kann ich mich schwer zu etwas motivieren. Habe ich eine Depression?

Spricht man über Depression bei Krebspatienten, spricht man tatsächlich über ein ganz breites Spektrum depressiver Störungen. Das Spektrum beinhaltet normale Traurigkeit, Niedergeschlagenheit, Phasen von Depressivität oder Verzweiflung, die ganz normale Reaktionen im Umgang mit einer schweren, lebensbedrohlichen Erkrankung sind. Im klinischen Alltag sehen wir viele Patienten mit einer so genannten Anpassungsstörung, oder auch reaktiven Depression, die sehr häufig sind.

Niedergeschlagenheit und Traurigkeit sind vorübergehende, normale menschliche Reaktionen, wenn ein Mensch mit der Diagnose Krebs konfrontiert wird. Dennoch ist es wichtig, die Symptome, die einen Zustand normaler Traurigkeit kennzeichnen und die Symptome, die eine klinische

Tabelle 4:   Symptome einer depressiven Störung

Stimmung	Antrieb

• niedergeschlagene Stimmung
• Verlust an Interesse oder Freude
• Gefühle von Hilf- und Hoffnungs-
  losigkeit
• Geringes Selbstwertgefühl,
  Gefühle von Wertlosigkeit
• Schuldgefühle
	• Antriebslosigkeit, Apathie
	• motorische Verlangsamung
	  (seltener Unruhe)
	• geringe Motivation

Kognition	Vegetative und somatische Symptome

• verminderte Denk- oder Konzent-
  rationsfähigkeit
• Beeinträchtigung des Gedächtnis-
  ses
• wiederkehrende Gedanken an den
  Tod (Suizidgedanken)
	• Appetitlosigkeit und Gewichtsverlust
	  (seltener gesteigerter Appetit und
	  Gewichtszunahme)
	• Schlafstörungen (Schlaflosigkeit oder
	  vermehrter Schlaf)
	• Fatigue oder Energieverlust
	• sexuelle Störungen
	• andere Symptome (z. B. Schmerzen,
	  Magen-Darmbeschwerden, Kopf-
	  schmerz, muskuläre Verspannungen)

Depression charakterisieren, zu kennen und zu unterscheiden. Bei einem Zustand normaler Niedergeschlagenheit und Traurigkeit stehen die Symptome meist eng mit bestimmten Ereignissen, z. B. einer schlechten Nachricht im Behandlungsverlauf, in Zusammenhang. Die Symptome sind insgesamt weniger drastisch und schwanken üblicherweise im Zeitverlauf während eines Tages oder von einem Tag auf den anderen. Darüber hinaus wird jemand in der Regel positiv auf emotionale Zuwendung und professionelle wie persönliche Unterstützung reagieren.

Eine klinische Depression ist durch das Vorhandensein so genannter Kernsymptome, nämlich einer niedergeschlagenen Stimmung oder dem Verlust an Interesse und Freude gekennzeichnet. Weitere Symptome beziehen sich auf den Antrieb, auf psychomotorische Veränderungen, die Wahrnehmung und das Denken (Kognition) sowie vegetative und somatische Beschwerden (Tabelle 4). Die Symptome sind intensiver, höher in ihrer Anzahl und länger in ihrer Dauer als bei normaler Traurigkeit und sie beeinträchtigen spürbar das Leben einer Person. Wichtig ist auch, zu wissen, dass manche dieser Symptome wie Veränderungen des Appetits und des Gewichts, Antriebslosigkeit und Erschöpfung sowie Konzentrationsschwäche auch durch die Krebsbehandlung verursacht sein können.

14. Was ist der Unterschied zwischen einer so genannten Anpassungsstörung mit depressiver Stimmung und einer Depression?

Die Anpassungsstörung ist definiert als subjektives Leiden und eine emotionale Beeinträchtigung in der Folge eines Belastungsfaktors mit Einschränkung der sozialen Funktionen oder der beruflichen Leistungsfähigkeit. Die Symptome einer Anpassungsstörung können sehr unterschiedlich sein. Besonders häufige Anzeichen sind depressive Stimmung, Angst oder Probleme bei der Bewältigung des Alltags. In den meisten Fällen stehen einzelne Symptome im Vordergrund, so dass die Diagnose einer Anpassungsstörung mit depressiven oder/und ängstlichen Symptomen vergeben wird. Was eine Anpassungsstörung von einer Depression unterscheidet ist – obwohl es eine Reihe von gleichen Symptomen gibt – dass ein Patient nicht die Kriterien für eine klinische Depression erfüllt, d. h. die Symptome sind entweder nicht intensiv genug, die Symptome halten nicht lange genug an oder ein Patient erfüllt nicht alle geforderten Symptome einer Depression.

15. Ich bin oft niedergeschlagen und traurig über das, was mir passiert ist. Ist dies ein Zeichen von Depression?

Depressive Verstimmungen und Trauerreaktionen gehen meist fließend ineinander über und sind gerade zu Beginn schwer von einander abzugrenzen, da Trauerreaktionen meist auch Phasen depressiver Verstimmung beinhalten. Verluste sind Bestandteil der Erfahrungen, die mit einer schweren Erkrankung und deren Behandlung einhergehen. Einem Verlust folgt in der Regel Trauer als eine normale menschliche Reaktion auf etwas, das für den Betroffenen eine Bedeutung hatte. Trauer kann z. B. den Verlust der Gesundheit betreffen, den Verlust der körperlichen Funktionsfähigkeit, den Verlust des Lebensalltags oder der Normalität, die wir als gesunde Menschen meist selbstverständlich hinnehmen. Was sind typische Kennzeichen von Trauer? Trauer geht meist einher mit einer häufigen Beschäftigung mit dem Ereignis, das den Verlust darstellt, mit traurigen Erinnerungen, Rückzug, mit körperlichen Reaktionen wie Taubheitsgefühlen, mit Schuldgefühlen, Weinen oder Wut. Trauer ist eine psychische Reaktion als Teil des normalen Bewältigungsprozesses bei einem Verlust. Halten die Symptome an und gehen sie einher mit einem überdauernden Verlust an Freude und Interesse kann es hilfreich sein, psychologische Unterstützung zu suchen.

Ob ein bestimmtes Ereignis für den Betroffenen einen Verlust darstellt, ist abhängig von dessen Bewertung des Ereignisses. Dieses kann real, vorgestellt oder antizipiert, d. h. gedanklich vorweggenommen sein. Ein Beispiel ist der Verlust der Haare durch die Chemotherapie. Für manche Patienten ist dies ein gravierender Verlust, für manch anderen bedeutet dies »nur« ein zwischenzeitliches »Übel«, das mit der Behandlung einhergeht. Bedeutsam ist, welche Vorstellungen der Betroffene z. B. mit dem Verlust der Haare verbindet: »Dann kann jeder sehen, dass ich krank bin. An Krebs erkrankt zu sein, ist furchtbar. Die Leute werden sich von mir abwenden.«

Wichtig ist zu wissen, dass Trauer eine normale und wichtige adaptive Reaktion ist, die hilft, sich an die neue Situation anzupassen und über den Verlust hinwegzukommen.

16. Ich bin häufig niedergeschlagen. Kann ich selbst etwas tun, um meine Stimmung zu verbessern?

Gegen Niedergeschlagenheit und depressive Verstimmungen ist körperliche Aktivität – soweit sie möglich ist – hilfreich. Dies können leichte gymnastische Übungen oder z. B. Yoga sein oder ein täglicher Spaziergang. Stimmungsaufhellend sind aber auch gemeinsame Unternehmungen mit Freunden. Auch wenn Sie keine Lust haben, bitten Sie Freunde oder Bekannte trotzdem, etwas gemeinsam mit Ihnen zu unternehmen. Ein Ausflug, ein Kinobesuch oder ein gemeinsames Abendessen können sich positiv auf die Stimmung auswirken. Abbildung 6 verdeutlicht den Zusammenhang zwischen unseren Gefühlen, Gedanken und unserem Verhalten am Beispiel der Depression. Fühlt sich eine Person niedergeschlagen und depressiv, werden wahrscheinlich Gedanken auftreten wie »*Ich kann sowieso nichts tun, alles ist sinnlos*«. Diese Gedanken gehen meist mit sozialem Rückzug einher, d. h. die Person wird sich von anderen Menschen zurückziehen, wird wenig unternehmen. Gerade dieses Verhalten führt wiederum zu einer Verstärkung von Gefühlen der Niedergeschlagenheit und Depressivität. Auch wenn es in einer solchen depressiven Phase schwer fällt, ist es wichtig, diesen Kreis zu durchbrechen durch Aktivitäten, die andere Gefühle hervorrufen und Sie auf andere Gedanken bringen. Trotzdem gehören auch Phasen depressiver Verstimmung zu den häufigen Reaktionen auf Belastungen. Fühlen Sie sich nicht schuldig, wenn Sie Tage haben, an denen Sie »durchhängen«. Dies ist normal und wird von Zeit zu Zeit auch wieder auftreten. Sollten die Symptome depressiver Stimmung stärker werden oder länger anhalten, nehmen Sie psychologische Beratung und Unterstützung in Anspruch.

*»Ich fühle mich so niedergeschlagen,
depressiv und ängstlich.«*

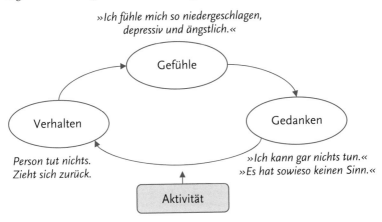

Abbildung 6: Modell zum Zusammenhang zwischen Gefühlen, Gedanken und Verhalten am Beispiel der Depression (nach Roth 2007, Roth & Massie 2007)

17. Ich versuche, meine Emotionen nach außen zu verbergen. Ich weiß nicht genau, wie ich mit der Situation umgehen kann?

Die meisten Menschen erleben nach der Diagnose Krebs emotionale Belastungen. Manchen Menschen fällt es schwer, mit dem Partner, der Familie oder Freunden darüber zu sprechen, wie es ihnen wirklich geht. Sie sagen dann, es gehe ihnen gut oder sie seien nur müde, auch wenn sie sich innerlich ganz anders fühlen. Der erste Schritt kann sein, erst einmal mit *einer* vertrauten Person oder einem professionellen Behandler (z. B. einem Psychologen) darüber zu sprechen, wie es Ihnen geht. Ein Gespräch wirkt in der Regel entlastend. Genauso wie Sie sich über die Krebserkrankung und Behandlung informiert haben, können Sie sich auch informieren über die emotionalen Auswirkungen der Erkrankung. Sie werden wahrscheinlich erfahren, dass Ihre Gefühle, Gedanken und Emotionen häufige Reaktionen auf eine belastende Situation wie die Diagnose Krebs sind und von vielen Patienten erlebt werden.

18. Manchmal denke ich daran, nicht mehr leben zu wollen. Werden diese Gedanken wieder weggehen?

Gedanken daran, nicht mehr leben zu wollen oder dass das Leben nicht mehr lebenswert sei, sind keine ungewöhnlichen Gedanken und meist ein Zeichen des Verlusts an Hoffnung und einer ernst zu nehmenden depressiven Reaktion auf schwere Belastungen. Manchmal stellen Gedanken an Suizid auch einen Versuch dar, sich gedanklich einen letzten Ausweg offen zu halten, falls die Situation unerträglich werden sollte. Dies bedeutet, Suizidgedanken können einen Versuch darstellen, eine ungewisse Situation als kontrollierbar zu erleben.

Gedanken daran, sterben zu wollen, sollten immer ernst genommen werden. Treten die Suizidgedanken häufig auf oder bei konkreten Suizidplänen sollte umgehend ärztliche/psychiatrische Hilfe gesucht und in Anspruch genommen werden. Auch schwere depressive und suizidale Zustände können psychotherapeutisch und medikamentös gut behandelt werden.

19. Ich würde ja gerne mehr unternehmen, aber mein Gesundheitszustand lässt dies leider nicht zu. Was kann ich tun?

Manche Patienten müssen ihre Aktivitäten aufgrund ihres Gesundheitszustands begrenzen. Sie können nicht mehr soviel ausgehen wie vorher oder können selbständig vielleicht gar nicht mehr ihre Wohnung oder ihr Haus verlassen. Dies muss aber nicht mit einer Verringerung der Motivation einhergehen. Versuchen Sie, abwechslungsreiche Dinge zu tun. Musik, Hörbücher oder Radioprogramme, Bücher, Zeitungen, Zeitschriften, das

Internet, Fernsehen oder z. B. Fotoalben bieten Abwechslung und Unterhaltung. Gerade kurzweilige Aktivitäten können helfen, die Stimmung zu verbessern. Bitten Sie darüber hinaus Angehörige und Freunde, Sie häufiger – wenn auch nur für eine oder zwei Stunden – zu besuchen.

20. Ich fühle mich niedergeschlagen, alles ist mir egal, ich habe kaum noch Lust, irgendetwas zu tun. Was soll das alles bringen?

Wenn Sie sich niedergeschlagen fühlen, sind diese Gedanken häufig. Es passiert schnell, dass Menschen in einer solchen Phase auch das Interesse an Alltagsaktivitäten verlieren, z. B. lange im Bett liegenbleiben, wenig oder sehr viel und ungesund essen und sich vernachlässigen. Achten Sie auf sich! Versuchen Sie, eine alltägliche Routine beizubehalten oder einzuführen wie z. B. morgens regelmäßig aufzustehen, zu frühstücken und z. B. nach dem Frühstück eine halbe Stunde spazieren zu gehen. Planen Sie auch, was Sie am Nachmittag oder am Abend tun möchten. Hilfreich ist es auch, Dinge zu planen, auf die Sie sich freuen können. Ein Besuch im Fußballstadion, einen Kuchen backen, eine Fahrt in die Stadt, ein Besuch bei den Kindern, ein Bummel mit einer Freundin, ein Besuch bei der Kosmetikerin. Wir alle brauchen Dinge, auf die wir uns freuen können.

21. Gibt es bestimmte Risiken, eine Depression zu bekommen?

Einige Menschen haben ein höheres Risiko, an einer Depression zu erkranken als andere. Dazu gehören Menschen, die bereits vor der Krebserkrankung an einer Depression bzw. an Episoden depressiver Störungen gelitten haben und Betroffene, die bestimmte Medikamente zur Behandlung der Krebserkrankung einnehmen müssen, die das Depressionsrisiko erhöhen. Weiterhin tritt eine Depression häufiger bei Patienten auf, die eine Vielzahl an Belastungsfaktoren zusätzlich zur Krebserkrankung haben wie z. B. eine schwierige familiäre Situation, Arbeitslosigkeit oder eine belastende Arbeit, die zu einem Gefühl der Überforderung und Hilflosigkeit führen. Ein anderer Risikofaktor ist Einsamkeit, gerade bei Patienten in einem höheren Lebensalter, die häufig weniger soziale Kontakte haben. Hier ist es wichtig, bereits frühzeitig z. B. Unterstützung durch Selbsthilfegruppen zu suchen.

22. Sind Depressionen auch durch Medikamente behandelbar?

Die Art der Behandlung einer Depression oder von Phasen depressiver Verstimmung hängt wie bei den Angststörungen von den Ursachen der Depression, der Ursache der depressiven Symptome sowie dem Behandlungsrahmen ab. Patienten müssen häufig eine Reihe von Medikamenten einnehmen, sodass die Einnahme jedes zusätzlichen Präparats sorgfältig mit dem zuständigen Arzt besprochen und geprüft werden sollte, um unerwünschte Wechselwirkungen und Komplikationen zu vermeiden. Bei der Frage einer medikamentösen Behandlung durch so genannte Antidepressiva ist die Dauer und Schwere der Symptome ein wichtiger Faktor. Patienten mit lang anhaltenden depressiven Zuständen können von einer Kombination aus psychotherapeutischer Behandlung und Psychopharmakotherapie profitieren. Antidepressiva wirken relativ langsam, d. h. eine Verbesserung der Stimmung wird üblicherweise erst nach zwei bis drei Wochen eintreten. Wie lange die Medikamente eingenommen werden sollen, hängt vom individuellen Verlauf der Symptome ab und sollte mit einem Facharzt in regelmäßigen Abständen abgeklärt werden. Antidepressiva machen nicht abhängig, haben aber eine Reihe von Nebenwirkungen, die vor allem in den ersten Tagen und Wochen ihrer Einnahme auftreten können. Dazu gehören Mundtrockenheit, Müdigkeit oder Schlaflosigkeit, Übelkeit, sexuelle Probleme und Kopfschmerzen. Diese Nebenwirkungen treten selten alle zusammen und bei jedem Patienten auf. Dennoch sollten unerwünschte Wirkungen genau mit dem Arzt besprochen werden.

23. Ich höre immer von dem so genannten Fatigue-Syndrom. Wie entsteht dies eigentlich?

Fatigue ist ein Zustand von chronischer körperlicher, emotionaler und mentaler Erschöpfung, der sehr häufig auftritt und unterschiedlich lange anhalten kann. Die Müdigkeit und Erschöpfung wird durch Erholung nicht oder kaum gebessert. Fatigue wird in der Regel durch die Krebstherapie verursacht. Dazu gehören Operationen, die Bestrahlungstherapie, die Chemotherapie sowie hormonelle Therapien. Bei einigen Patienten gehen die Erschöpfungssymptome bald nach Beendigung der Therapie zurück, bei anderen halten sie zum Teil noch Monate nach der Behandlung an. Gerade bei hormonellen Therapien, die z. B. häufig bei Brustkrebs eingesetzt werden, können Erschöpfungssymptome sehr lange andauern.

24. Was kann ich gegen diesen Zustand der Erschöpfung tun?

Es gibt verschiedene Dinge, die Sie tun können und die helfen können, das Erschöpfungsgefühl zu reduzieren und besser damit umzugehen.

- *Moderate körperliche Bewegung*
  Körperliche Bewegung wird Ihnen helfen, sich besser zu fühlen. Zahlreiche Studien haben gezeigt, dass körperliche Bewegung sich sehr positiv auf den Genesungsprozess auswirkt. Versuchen Sie, wenigstens leichte körperliche Übungen zu machen, auch wenn Sie sich nicht besonders fühlen. Finden Sie körperliche Übungen, die Ihnen Freude machen. Dies kann z. B. spazieren gehen sein, leichtes Walking, Yoga, Gymnastik oder Schwimmen. Achten Sie darauf, dass Sie das für Sie richtige Maß an Bewegung und Erholung finden. Planen Sie jeden Tag eine (leichte) körperliche Übung ein. Überfordern Sie sich nicht, aber unterfordern Sie sich auch nicht. Wenn Sie sich nicht sicher sind, wie viel Sie sich zumuten dürfen, sprechen Sie mit Ihrem Arzt darüber.
- *Gesunde Ernährung*
  Achten Sie auf eine abwechslungsreiche Ernährung mit frischen Zutaten. Wenn sich Ihr Geschmackssinn z. B. durch die Chemotherapie verändert hat, versuchen Sie neue Gerichte mit anderen Gewürzen zuzubereiten. Essen Sie gut aber maßvoll. Trinken Sie viel, gerade, wenn Sie sich körperlich bewegen. Viele Krebszentren und Rehabilitationskliniken bieten eine Ernährungsberatung an. Nutzen Sie diese!
- *Ausreichend Schlaf*
  Fatigue führt dazu, das Betroffene auch tagsüber viel schlafen (oder wenigstens schlafen möchten). Ein guter und ausreichender nächtlicher Schlaf ist wichtig, um das Erschöpfungsgefühl zu reduzieren. Schlafen Sie ausreichend lange, sodass Sie sich erholt fühlen, aber auch nicht länger. Versuchen Sie, jeden Tag zur etwa gleichen Zeit ins Bett zu gehen und aufzustehen. Achten Sie darauf, dass der Raum, in dem Sie schlafen eine für Sie angenehme Temperatur hat. Vermeiden Sie schweres Essen oder zu viel Alkohol. Alkohol lässt die meisten Menschen zwar gut einschlafen, führt aber häufig zu einem frühen Erwachen und Schlafstö-

rungen Wenn Sie nicht einschlafen können, quälen Sie sich nicht. Lesen Sie etwas oder schauen Sie fern oder hören Sie ein Hörbuch.

• *Pläne machen*
  Es ist wichtig, gut einschätzen zu können, wie viel Sie sich zumuten können und ab wann Sie sich überfordern. Planen Sie Dinge im Voraus und planen Sie Erholungszeiten ein oder Zeit für Dinge, die Ihnen besonders Freude machen.

4 Ungewissheit, Hoffnung und Sinnfindung

Fragen zum Umgang mit Ungewissheit, Suche nach Hoffnung und Lebenssinn

»In der Tiefe des Winters entdeckte ich einen unüberwindlichen Sommer in mir«
Albert Camus

Die Krebserkrankung kann einen schwierigen und tiefen Einschnitt in das eigene Leben wie das Leben des Partners, der Familie und von Freunden bedeuten. Vieles, was bisher selbstverständlich war, wird in Frage gestellt und viele Menschen sehen sich durch die Erkrankung mit Erfahrungen konfrontiert, die grundlegende Fragen aber auch Ängste, die unsere Existenz betreffen, aufwerfen. Dies können beispielsweise Fragen nach getroffenen Lebensentscheidungen sein, nach Lebenssinn, nach neuen Lebenszielen, nach Hoffnung und Gewissheit, nach Liebe und Gemeinsamkeit. Diese Fragen können von vielen Zweifeln und Ängsten begleitet werden. Vielleicht hatte unser Leben einen Sinn, vielleicht auch nicht, vielleicht haben wir verantwortungsvolle Entscheidungen als Ausdruck unserer Freiheit, individuell zu leben, getroffen, vielleicht auch nicht. Vielleicht haben wir Gelegenheiten verpasst, Chancen nicht ergriffen und Glücksmomente verstreichen lassen, wie Jean Dominique Bauby in seinem Buch »Schmetterling und Taucherglocke« schreibt. Auf viele Fragen werden wir eine individuelle Antwort finden können, aber keine Gewissheit.

Für viele Menschen, die an Krebs erkrankt sind, ist es möglich, ihr bisheriges Leben wieder aufzunehmen und weiterzuführen oder sich neuen Erfahrungen und Lebenszielen zuzuwenden. Für einen anderen Teil steht dagegen die Auseinandersetzung mit weiteren, zum Teil einschneidenden Behandlungen und einer verkürzten Lebenszeit im Vordergrund. Viele Menschen mit einer Krebserkrankung berichten Ängste vor dem Sterben oder vor dem Tod, Ängste, dahinzusiechen und Ängste vor Einsamkeit und Isolation. Diese Ängste können insbesondere in solchen Situationen auftreten, in denen körperliche Schwäche, Schmerzen oder Funktionseinschränkungen in den Vordergrund treten. Mit der Diagnose einer lebensbedrohlichen Erkrankung, ihrem Wiederauftreten und Fortschreiten rückt das Bewusstsein über die Unabwendbarkeit des eigenen Todes ein Stück näher. Die Art und Weise der Auseinandersetzung damit bleibt jedem Menschen selbst überlassen. Es gibt keinen »richtigen« oder »falschen« Weg. Die Erfahrung der Begrenztheit des eigenen Lebens kann aber auch die Perspek-

tive öffnen und den Mut geben, Dinge zu sehen und zu tun, die bisher verborgen geblieben sind oder nicht in Angriff genommen wurden. Auch mit
einer spürbar begrenzten Lebenszeit und körperlichen Einschränkungen
finden Menschen neue Hoffnung, Lebensziele und Lebenssinn.

*»Der Krebs hat alles verändert. Wenn Sie mich früher gekannt hätten, würden
Sie mich heute nicht wiedererkennen. Ich hätte das früher auch nicht geglaubt,
aber jetzt, da ich selbst betroffen bin, sehe ich alles mit anderen Augen. Ich kann
im Moment gar keinen Ausweg sehen. Alles ist nur grau und sinnlos. Wenn ich
morgens aufstehe, denke ich: ›Was soll's, warum stehe ich überhaupt noch auf?‹.
Ich möchte da rauskommen, aber ich weiß nicht wie. Es ist als ob jemand einen
Schalter in meinem Kopf umgelegt hätte.«*
(Thomas, 58 Jahre, an Lungenkrebs erkrankt)

1. Die größte Belastung ist für mich die Ungewissheit. Was wird werden? Wie wird meine Zukunft aussehen? Wie kann ich damit umgehen?

Eine Krebserkrankung führt zu dem Gefühl von Ungewissheit in vielen
Lebensbereichen. Obwohl diese Ungewissheit letztendlich immer besteht,
führt Krebs doch deutlich vor Augen, dass unser Leben nicht völlig planbar
und vorhersehbar ist. Das Gefühl von Kontrollierbarkeit und Einflussnahme auf das, was uns passiert, gibt uns aber ein Gefühl der Sicherheit
und Hoffnung. Dieses Gefühl kann durch eine Krebserkrankung erheblich
eingeschränkt werden. Das Gefühl der Ungewissheit, die durch die Krebserkrankung hervorgerufen wird, wird von vielen Patienten als sehr unangenehm und ängstigend erlebt. Diese Ungewissheit betrifft z. B. Fragen
wie:»Wird die Behandlung anschlagen?«,»Werde ich wieder gesund
werden?« oder »Was wird aus meinen Kindern, aus meiner Familie?« Tatsächlich ist es schwierig, mit Ungewissheit und dem Gefühl der Unkontrollierbarkeit umzugehen, weil die Situation zu einem gewissen Grad un-
vorhersehbar und unkontrollierbar ist. Was kann helfen?

• *Informationen über die Erkrankung und Behandlungsoptionen*
  Einigen Patienten hilft es, sich umfassend über die Erkrankung, über
  Behandlungsmöglichkeiten wie auch alternative Behandlungsmöglich-
  keiten und über verschiedene Eventualitäten zu informieren.

- *Eine vertrauensvolle und tragfähige Arzt-Patient-Beziehung*
  Gespräche mit dem Behandlungsteam können hilfreich sein und insbesondere ein Arzt, dem Sie vertrauen und bei dem Sie das Gefühl haben, in guter Behandlung zu sein. Dies gibt ein Gefühl der Sicherheit, auch bei Komplikationen im Behandlungsverlauf.
- *Was kann ich planen und worauf habe ich Einfluss?*
  Es ist hilfreich, sich in einer als unkontrollierbar erlebten Situation darauf zu konzentrieren, was planbar ist, was kontrollierbar ist und worauf Sie Einfluss haben. Die aktive Mitarbeit an der Therapie, die aktive Änderung von Lebensgewohnheiten wie z. B. gesünder zu essen, weniger Alkohol zu trinken oder sich körperlich mehr zu bewegen, sind Beispiele dafür. Auch psychologische Unterstützung kann helfen, mit der Ungewissheit besser umgehen zu lernen und das emotionale Befinden zu verbessern.

2. Ich habe große Angst, eine Belastung für andere sein. Wie kann ich das verhindern?

Wenn jemand schwer erkrankt ist, ist er meist irgendwann im Verlauf der Erkrankung auf die Hilfe und Unterstützung anderer angewiesen. Dies lässt sich kaum vermeiden. Wir leben in einer Gesellschaft, in der der Verlust an Autonomie und die Tatsache, auf die Hilfe anderer angewiesen zu sein und diese anzunehmen, leider manchmal als Schwäche gesehen wird. Hilfe anzunehmen, ist kein Zeichen von Schwäche. Sie sind keine Belastung, Sie sind schwer erkrankt, eine Situation, die jeden anderen genauso betreffen könnte. Die Situation, dass ein Partner oder ein Familienmitglied an Krebs erkrankt ist, ist eine belastende Situation insgesamt, für Sie selbst wie für den Partner oder Angehörige. Daran lässt sich nichts ändern. Die Situation ist so, wie sie ist. Niemand kann etwas dafür und niemand hat schuld. Wir alle sind von Kindesbeinen an ständig auf die Hilfe anderer angewiesen, in vielen Lebenssituationen: die Hilfe unserer Eltern, unserer Großeltern, unserer Geschwister, die Hilfe von Freunden, von Lehrern, von Arbeitskollegen, von professionellen Behandlern. Hilfreich ist es auch, sich bewusst zu machen, dass man nicht »nur« eine Belastung für andere Menschen darstellt, sondern dass andere Menschen wie wir selbst vielleicht auch gerne Hilfe und Unterstützung anbieten und angeboten haben für jemanden, der darauf angewiesen ist. Häufig haben belastende Situa-

tionen auch positive Auswirkungen, d. h. sind nicht »nur« belastend. Eine
Partnerschaft wird erfüllender, eine Familie rückt näher zusammen, eine
Freundschaft wird intensiver. Jemandem zu helfen bedeutet nicht nur eine
Belastung. Im Gegenteil, es kann für den Helfenden eine wichtige und
einzigartige Erfahrung sein, die er oder sie mit Ihnen teilen kann.

*»Wissen Sie, vielleicht mag das komisch klingen. Ich wäre natürlich lieber nicht
an Krebs erkrankt und die Krankheit ist kein Zuckerschlecken, das dürfen Sie
mir glauben. Es ist unglaublich schwer, besonders jetzt, da ich so häufig Schmerzen habe. Ich bin auf die Hilfe meiner Frau angewiesen. Ganz klar. Aber ohne
die Krankheit hätte ich wahrscheinlich nie erfahren, wie sehr meine Frau zu mir
steht. Das bedeutet mir sehr, sehr viel.«*
(Karl, 62 Jahre, an Darmkrebs erkrankt)

3. Ich habe kaum noch Hoffnung. Was kann ich überhaupt noch tun? Ist nicht alles sinnlos?

Hoffnung und Hoffnungslosigkeit sind wichtige Themen. Insbesondere
dann, wenn nur eine begrenzte oder keine Hoffnung auf Heilung besteht.
Es ist sehr schwer, unwiderrufliche Dinge zu akzeptieren wie den Verlust
der Hoffnung auf Heilung und manchmal findet man nur schwer Worte
um den Schmerz auszudrücken, der einen erfüllt. Dies braucht Zeit und
geht meist mit abwechselnden Phasen von Hoffnung und Hoffnungslosigkeit einher. Typische Reaktionen sind Verleugnung, Wut, Idealisierung
oder eine verstärkte Suche nach Kontakt und Zusammensein mit anderen
sowie Traurigkeit und Verzweiflung. Häufige Gedanken sind z. B.: »Die
Situation ist hoffnungslos, alles ist umsonst.«, »Ich kann nicht mehr die
Dinge machen, die ich früher gemacht habe. Was macht das Leben noch
für einen Sinn?«, »Ich bin eine Last für meine Familie. Ich kann nichts
mehr alleine tun.« oder »Ich möchte nicht, dass meine Kinder mich so
sehen oder sich so an mich erinnern.«. Die Nachricht, dass die Krebserkrankung nicht heilbar ist und der Verlust der Hoffnung auf Heilung
müssen nicht mit einem generellen Verlust an Hoffnung einhergehen.
Trotzdem ist es wichtig, Trauer zuzulassen, nämlich die Trauer über den
Verlust der Hoffnung auf Heilung. Wenn Trauer nicht erlaubt ist und anerkannt wird, können Entscheidungen in der Behandlung beeinflusst
werden durch den Versuch, diese eine Form von Hoffnung (die Hoffnung

auf Heilung) wiederzugewinnen. Die Bewältigung eines schmerzlichen Verlusts ist gekennzeichnet durch die Entstehung neuer Formen von Hoffnung! Es gibt Alternativen zur Hoffnung auf Heilung. Alternativen zur Hoffnung auf Heilung sind z. B. die Hoffnung auf eine gute medizinische und psychosoziale Versorgung und Symptomkontrolle (z. B. Schmerzen), die Hoffnung auf eine gute Lebensqualität bis zum Tod, die Hoffnung auf ein würdevolles Sterben, die Hoffnung auf Kraft gebende Sinnfindung und Frieden, die Hoffnung auf Aussöhnung mit Familienmitgliedern oder Freunden, die Hoffnung auf das Zusammensein mit der Familie oder die Hoffnung auf ein persönliches Vermächtnis. Abbildung 7 zeigt häufige Gedanken, die mit Hoffnungslosigkeit einhergehen und alternative Fragen und Aussagen, die helfen sollen, andere, neue Formen der Hoffnung zu finden.

Gedanke:»Die Situation ist hoffnungslos.«
Alternative Frage:»Was ist für mich hoffnungslos und worauf kann ich hoffen?«

Gedanke:»Ich kann nicht mehr die Dinge machen, die ich früher gemacht habe. Was macht das Leben noch für einen Sinn?«
Alternative Frage:»Was kann ich jetzt tun, wofür ich vorher keine Zeit hatte?«
»Etwas zu tun, ist besser als gar nichts zu tun.«

Gedanke:»Ich bin eine Last für meine Familie. Ich kann nichts mehr alleine tun.«
Alternative Frage:»Wenn die Rollen vertauscht wären, wie sehr hätte ich das Gefühl, dass die Fürsorge für ein Familienmitglied nur eine Last wäre? Wäre es nicht auch eine Bereicherung und Zeichen unseres gemeinsamen Lebens?«

Gedanke:»Ich möchte nicht, dass meine Kinder mich so sehen oder sich so an mich erinnern.«
Alternative Frage:»Vielleicht ist dies ein wichtiges Vermächtnis, dass ich ihnen hinterlassen kann – ein Vorbild dafür sein, wie man schwierigen Herausforderungen begegnen kann, mit normalen menschlichen Emotionen, Humor und Liebe?«

Abbildung 7: Gedanken und Alternativen zur Hoffnung auf Heilung (nach Roth 2007, Roth und Massie 2007)

4. Was hilft anderen Patienten, die in einer ähnlichen Situation sind, d. h. mit der Diagnose einer nicht heilbaren Krankheit konfrontiert zu sein?

Es gibt verschiedene Untersuchungen die versucht haben, herauszufinden, was Menschen in einer solchen Situation hilft. Dazu gehören folgende Strategien: sich bewusst gemacht, dass das Leben nicht aufhört, wenn eine unheilbare Krankheit diagnostiziert wird, jeden Tag bewusst zu leben und sich auf die Gegenwart zu konzentrieren, die Schönheit der Natur zu erleben, das Akzeptieren, dass es gute und weniger gute Tage gibt und dass der Gesundheitszustand und die Stimmung tageszeitlichen Schwankungen unterliegen, Normalität und Routine beizubehalten (soweit es möglich ist), zu Vermeiden, schlimme Dinge vorherzusehen, die passieren (oder auch nicht passieren) könnten, sowie Dinge zu tun, die Freude machen und Genuss versprechen.

5. Der Krebs ist zurückgekommen. Ich weiß nicht, wie ich mit der Situation umgehen kann? Ich bin total geschockt.

Die Nachricht, dass die Krebserkrankung erneut aufgetreten ist, gestreut, d. h. metastasiert hat oder eine zweite Krebserkrankung aufgetreten ist, ist eine erschütternde Nachricht. Häufige Reaktionen sind ein Gefühl des Verlusts oder Gefühle, versagt zu haben, weil die Behandlung nicht erfolgreich war, wie erhofft. Zu diesem Schock kommt häufig noch die Erschöpfung von der ersten Krebsbehandlung und die Aussicht, eventuell noch einmal eine Chemotherapie, noch einmal eine Bestrahlung durchmachen zu müssen. Diese Zeit ist gekennzeichnet durch ein Gefühlschaos bis hin zu Gefühlen von Ohnmacht und Verzweiflung. Aber auch starke Ängste, Wut und Frustration treten auf. Was kann in dieser Situation helfen?

• Machen Sie sich bewusst, dass es normal ist, starke vielleicht sogar bisher unbekannte Gefühle zu haben nach der niederschmetternden Nachricht, dass der Krebs wieder aufgetaucht ist. Emotionale Unterstützung ist sehr wichtig. Sprechen Sie mit Ihrem Partner, mit Freunden. Es kann sehr hilfreich sein, in dieser Zeit psychologische Unterstützung und Gespräche in Anspruch zu nehmen. Einige Patienten finden es sehr entlastend, mit anderen Patienten, die eine ähnliche Situation erlebt haben, über ihre Belastungen zu sprechen.

- Erinnern Sie sich daran, wie Sie mit anderen schwierigen Situationen in der Vergangenheit umgegangen sind. Machen Sie sich Ihre Stärken bewusst und dass Sie diese auch in dieser Situation nutzen können.

»Dies ist jetzt die zweite Chemo in diesem Jahr, nach der xten Operation. Es ist schon gar nichts mehr da zum operieren und jetzt vermehren sich die Krebszellen schon wieder im Quadrat. Alles umsonst. Ich weiß nicht, was ich noch machen soll, ich kann auch nicht mehr.«
(Frida, 48 Jahre, an Brustkrebs erkrankt)

6. Wie soll ich Entscheidungen über die bevorstehende Behandlung treffen? Ich fühle mich ziemlich überfordert.

Manche Menschen möchten sich völlig auf das verlassen, was ihr Arzt ihnen empfiehlt, andere möchten sehr viele Informationen erfahren einschließlich möglicher Nebenwirkungen, um sich sicher zu fühlen. Es gibt verschiedene Behandlungsoptionen, die von der Art der Krebserkrankung und dem individuellen Gesundheitszustand abhängen. Zu diesen Behandlungsoptionen gehören Operationen, Bestrahlung, Chemotherapie, Stammzelltransplantation sowie hormonelle Therapien oder eine Kombination verschiedener Therapieformen. Steht eine Heilung der Krebserkrankung nicht mehr im Vordergrund, ist das Ziel der Therapie die Linderung auftretender Symptome sowie der Erhalt oder die Verbesserung der Lebensqualität der Betroffenen. Bei einer fortgeschrittenen Krebserkrankung ist es wichtig, die verschiedenen Therapieoptionen ausführlich mit dem Behandlungsteam aber auch mit dem Partner und dem engen sozialen Umfeld zu besprechen. In Universitätskliniken oder großen Krebszentren werden häufig klinische Studien durchgeführt, von denen Sie eventuell profitieren können. Es ist wichtig, dass Sie sich für die Behandlung entscheiden (oder auch für keine weitere Behandlung), mit der Sie sich wirklich wohl fühlen. Manche Patienten berichten, dass sie sich von Angehörigen oder Ärzten zu einer Behandlung gedrängt fühlen, obwohl sie selbst eigentlich gar keine Behandlung mehr machen möchten. Lassen Sie sich mit dieser Entscheidung Zeit und ziehen Sie ggf. mehrere Meinungen hinzu. Machen Sie sich vorher Notizen über alle Fragen, die Sie stellen wollen. Nachfolgend ist eine Liste mit Fragen aufgeführt, die hilfreich sein können (nach *Macmillan Cancer Support*, www.macmillan.org.uk).

- Welche Behandlungsmöglichkeiten habe ich?
- Was sind die Ziele der Behandlung? Zielt die Behandlung darauf, den Krebs zu heilen oder mein Leben zu verlängern und Symptome zu lindern?
- Wenn meine Krankheit nicht geheilt werden kann, können Sie mir in etwa sagen, wie hoch meine Lebenserwartung ist?
- Wie lange wird es dauern, bis die Behandlung wirkt?
- Hat die Behandlung Nebenwirkungen? Wenn ja, welche Nebenwirkungen und wie lange halten diese an?
- Kann ich weiter arbeiten gehen? Muss ich meine Arbeitszeit verkürzen?
- Werde ich Unterstützung benötigen (z. B. im Haushalt)?
- Werde ich im Krankenhaus behandelt werden und wenn ja, wie lange etwa und wie häufig?
- Wie lange dauern die Behandlungen an?
- Kann ich noch Auto fahren oder werde ich jemanden brauchen, der mich in die Klinik/Praxis fährt?
- Kann ich eine Urlaubsreise planen? Können Sie mir dabei helfen, mir sagen, worauf ich achten muss?
- Werde ich meine Ernährung verändern müssen?
- Wird die Behandlung meine Sexualität und sexuelle Funktionsfähigkeit beeinträchtigen?

7. Was ist eigentlich palliative Versorgung?

Palliative Versorgung umfasst im Gegensatz zur kurativen (d. h. heilenden) Medizin eine Kombination von aktiven und schonenden Therapien mit dem Ziel, dem einzelnen Patienten und seiner Familie im täglichen Leben mit einer lebensbedrohlichen nicht heilbaren Erkrankung beizustehen und sie zu unterstützen. Sowohl in der Phase der Erkrankung als auch in der Phase des Verlusts und der Trauer strebt die palliative Versorgung danach, den körperlichen, psychischen, sozialen und spirituellen Erwartungen und Bedürfnissen des Betroffenen und der Angehörigen nachzukommen und dabei gleichzeitig den persönlichen, kulturellen, und religiösen Werten, Überzeugungen und Praktiken einfühlsam zu begegnen. Der Erhalt der Lebensqualität steht dabei im Vordergrund.

8. **Ich habe schon sehr lange Krebs, viele Therapien gemacht und möchte eigentlich keine weiteren aktiven Krebstherapien mehr machen. Ich habe das alles für mich so akzeptiert, auch wenn dies ein langer Weg war. Wenn meine Zeit gekommen ist, dann ist es so. Allerdings werde ich von meiner Familie nicht wirklich verstanden. Ich fühle mich fast gedrängt, immer noch etwas Neues auszuprobieren, neue Medikamente, noch eine Behandlung. Ich weiß nicht, wie ich mich verhalten soll.**

Familienangehörige und Partner von Krebspatienten sind psychisch häufig ebenso stark belastet, wie der Patient selbst. Meist steht eine lange Krankheitsgeschichte mit vielen Belastungsphasen für Patienten wie Angehörige dahinter sowie die z. T. längerfristige Übernahme zusätzlicher Aufgaben. Eine hohe Belastung ist darüber hinaus meist die eigene Hilflosigkeit, einen geliebten Menschen leiden zu sehen und die Angst und Sorge, diesen verlieren zu können. Wenn es um Behandlungsentscheidungen geht – auch um die Entscheidung, keine aktive Krebstherapie mehr machen zu wollen – machen Sie sich zunächst bewusst, mit wem Sie diese Entscheidung besprechen wollen, wen Sie einbeziehen möchten und wen nicht. Sprechen Sie mit Ihrem behandelnden Arzt über Ihr Anliegen und bitten Sie um ein gemeinsames Gespräch, in dem Sie zusammen mit dem Arzt und Ihren Angehörigen den weiteren Behandlungsverlauf besprechen können. Bitten Sie ggf. auch darum, dass ein weiteres Mitglied des Behandlungsteams an dem Gespräch teilnimmt. Dies kann z. B. eine Pflegekraft sein, ein Sozialarbeiter oder ein Psychologe.

9. **Meine Lebensziele haben sich durch die Erkrankung verändert. Manches werde ich wohl nicht mehr erreichen können. Wie kann ich neue Lebensziele finden?**

Zunächst einmal ist es eine normale Reaktion, Gefühle von Traurigkeit und Enttäuschung über den Verlust von Lebenszielen zu erleben. Veränderungen der Lebensziele können viele Bereiche des Lebens betreffen: den

Wunsch nach einem Kind, den Wunsch, die Kinder oder die Enkel auf-
wachsen zu sehen, den Wunsch, berufliche Ziele zu erreichen oder selbst-
ständig zu arbeiten. Manche dieser Lebensziele werden nicht erreicht
werden können, manche vielleicht mit Einschränkungen. Die Krankheit
erleben einige Patienten aber auch als eine Herausforderung, bisherige
Lebensziele zu überdenken und darüber nachzudenken, ob sie bisher das
Leben gelebt haben, das sie leben wollten, dieses Leben wertzuschätzen
(trotz eingeschränkter Zielsetzungen) oder neue Lebensziele zu finden. Es
gibt immer Möglichkeiten, dem eigenen Leben neuen Sinn und neue Ziele
zu geben, auch mit einer begrenzten Lebenserwartung. Denken Sie darüber nach, was Ihnen wirklich Freude machen würde und was Ihnen wichtig ist. Machen Sie sich eine Liste und überlegen Sie, welche Ziele sich
verwirklichen lassen, welche sich bald verwirklichen lassen und welche
vielleicht etwas später.

»*Ich wollte immer schon nach New York. Ich habe mich nie getraut. So komisch
das klingen mag, aber erst durch die Erkrankung hatte ich die Kraft und den
Mut dazu. Ich hab mir gedacht: Mann, Silke, wer weiß, ob Du in drei Jahren
noch lebst oder wie. Wann, wenn nicht jetzt. Es war genau die richtige Entscheidung. Ich glaube, man bereut weniger, was man getan hat, sondern eher, was
man nicht getan hat. Worauf warten? Das Leben ist eh schon so kurz. Und mit
Krebs vielleicht noch kürzer.*«
(*Silke, 34 Jahre, an Leukämie erkrankt*)

10. Ich war kein besonders religiöser Mensch, aber seit der Krebserkrankung bete ich häufiger und Suche Halt in meinem Glauben. Ist dies aus psychologischer Sicht hilfreich?

Viele Menschen suchen Halt, Trost, Sinn oder Erleuchtung im religiösen
Glauben. Jeder Mensch ist frei, zu glauben, was er möchte und Mitglied
einer Kirche oder religiösen Glaubensgemeinschaft zu sein. Während
unter Religiosität meist der Glaube an eine höhere Macht im Rahmen der
Zugehörigkeit zu einer bestimmten Konfession verstanden wird, wird
Spiritualität als ein über traditionelle Glaubensüberzeugungen hinausge-
hendes individuelles religiöses Erleben verstanden, das es dem Menschen
ermöglicht, Lebenssinn zu erfahren. Aus psychologischer Sicht gibt es
zahlreiche positive Auswirkungen durch die Hinwendung zu Religiosität

oder Spiritualität und durch die Ausübung religiöser Rituale. Dazu gehören Gefühle der Selbstwirksamkeit und von Kontrolle im Umgang mit
Ungewissheit und Unsicherheit, Besinnung, emotionale Unterstützung,
Hoffnung und Trost sowie Hilfe bei der Einordnung tragischer und leidvol-
ler Lebensereignisse in einen übergeordneten Zusammenhang, finden
von Sinn und Bedeutung im Leben. Darüber hinaus wird die religiöse Gemeinschaft und die soziale Einbindung in eine Gemeinde von Betroffenen
als stützend und hilfreich erlebt.

Allerdings kann religiöser Glaube auch negative Auswirkungen auf das
psychische Befinden haben, insbesondere dann, wenn Schuldgefühle verstärkt werden, bei Ängsten vor göttlicher Bestrafung, durch Verzweiflung
und Gefühle, von Gott verlassen worden zu sein. Seltener kann das nicht
einhalten medizinisch wichtiger Therapien oder Verordnungen vor dem
Hintergrund religiöser Gebote und Vorschriften ein Problem sein.

5 Individuelle Wege, mit der Krebserkrankung umzugehen

Fragen zum Umgang mit den Krankheitsbelastungen

Eine Krebserkrankung trifft jeden Menschen in ganz verschiedenen Lebenssituationen. Es gibt nicht den einzigen richtigen Weg, mit den Krankheitsbelastungen umzugehen. In der Literatur taucht häufig der Begriff der Krankheitsverarbeitung oder Krankheitsbewältigung auf (im Englischen »to cope with cancer«), der nahelegt, dass die Krankheit verarbeitet oder bewältigt wird (und dann kein Problem mehr darstellt). Eine treffendere Beschreibung ist das Umgehen mit den Belastungen, das Lernen, mit Krebs zu leben. Dabei spielen sowohl unser Denken und unsere Emotionen eine wichtige Rolle wie auch unser Verhalten. Die psychoonkologische Forschung hat sich in den letzten Jahrzehnten viel damit beschäftigt, ob es bestimmte Strategien gibt, mit denen Patienten mit der Erkrankung umgehen und ob sich diese auf das Wohlbefinden und die Überlebenszeit auswirken. Solche Strategien sind z. B. die Problemanalyse und das Suchen von Informationen, Ablenkung, Akzeptanz, emotionale Entlastung, Sinngebung, konstruktive Aktivität, Religiosität und Entspannung. Natürlich reagieren Menschen auf die Erkrankung auch mit Selbstbeschuldigung, Resignation oder sozialem Rückzug.

1. Gibt es Faktoren, die den Umgang mit der Erkrankung beeinflussen?

Es gibt eine Reihe von Faktoren die beeinflussen, wie Menschen mit der Erkrankung umgehen. Warum zieht sich ein Patient zurück, während ein anderer sich in einer Selbsthilfegruppe Unterstützung sucht? Zu diesen Einflussfaktoren zählen der Verlauf und die Dauer der Erkrankung und der Behandlung, die betroffenen Organe und auftretenden Symptome sowie die Art und das Ausmaß der körperlichen Behinderung und psychischen Beeinträchtigung. Darüber hinaus spielen auch individuelle Merkmale einer Person eine Rolle wie das Alter, das Geschlecht, die vorhandene partnerschaftliche und soziale Einbindung. So sind jüngere Menschen, die an Krebs erkranken, im Durchschnitt psychisch stärker belastet als ältere Menschen, während ältere Menschen körperlich meist eingeschränkter sind, als jüngere Patienten.

2. Hat die Art und Weise, wie jemand mit den Belastungen der Erkrankung und Behandlung umgeht, Einfluss auf das Fortschreiten einer Erkrankung?

Beschäftigt man sich mit dieser Frage, muss man zwischen direkten und indirekten Auswirkungen unterscheiden. Bei der direkten Auswirkung haben sich Studien damit beschäftigt, ob ein bestimmter Umgang mit der Erkrankung (z. B. *ein aktiver Umgang, bei dem der Betroffene sich mit seinen Problemen auseinandersetzt, sich Informationen sucht*) direkt das Immunsystem positiv beeinflusst und z. B. Abwehrfunktionen gestärkt werden. Bei der indirekten Auswirkung haben sich Studien damit beschäftigt, ob ein bestimmter Umgang mit der Erkrankung sich durch die Änderung des Gesundheitsverhaltens (z. B. *gesünderes Essen, mehr Sport*) positiv auf den Krankheitsverlauf auswirkt. Die gegenwärtige Forschung zeigt hier sehr uneinheitliche Ergebnisse und die Annahme, dass wir durch unseren Umgang mit der Erkrankung die Lebenszeit verlängern können, ist umstritten. Allerdings scheinen sich eine Veränderung des Lebensstils und insbesondere eine moderate körperliche Bewegung und Aktivität positiv auszuwirken.

3. Hat die Art, wie jemand mit Belastungen der Erkrankung und Behandlung umgeht, Einfluss auf die psychische Gesundheit und die Lebensqualität?

Weitgehend übereinstimmende Ergebnisse zeigen, dass ein problemorientierter und aktiver Umgang mit den Belastungen mit einer geringeren psychischen Belastung und einer auch längerfristig höheren Lebensqualität einhergeht. In Tabelle 5 sind bestimmte Verhaltensweisen aufgeführt, die sich günstig und ungünstig auf das psychische Befinden und die Lebensqualität auswirken.

Tabelle 5: Verhaltensweisen mit günstigem und ungünstigem Effekt auf das Psychische befinden (nach Holland und Lewis 2000)

Günstige Verhaltensweisen im Umgang mit der Erkrankung für die Verbesserung der Lebensqualität und das psychische Befinden
• dem Leben positiv gegenüberstehen
• geduldig sein, mit sich selbst und dem sozialen Umfeld
• optimistische Lebenseinstellung
• aktives Verhalten (Was kann ich tun?)
• Informationssuche (Wo kann ich mich informieren?)
• Partnerschaftliche, familiäre und soziale Unterstützung (Wer kann mir helfen?)
• Problemanalyse (Was ist eigentlich genau los? Was steht als nächstes an?)
• Akzeptanz unveränderlicher Gegebenheiten
• Mut, sich Veränderungen zu stellen
• Emotionale Entlastung (z. B. Weinen, Humor)
• (neuen) Lebenssinn finden
• Inanspruchnahme psychosozialer Unterstützung
• aktive Mitarbeit an der Behandlung

Ungünstige Verhaltensweisen im Umgang mit der Erkrankung bezüglich der Verbesserung der Lebensqualität und des psychischen Befindens
• eine grundsätzlich negative Einstellung dem Leben gegenüber
• schicksalsergebenes Akzeptieren (»Ich kann sowieso nichts tun.«)
• Resignation, Hilflosigkeit, Pessimismus
• Vermeiden, sich krankheitsbedingten Veränderungen zu stellen
• Vermeiden, über die Krankheit und die eigenen Belastungen zu sprechen
• Vermeiden sozialer Kontakte und Unterstützung
• Selbstbeschuldigung

4. **Mir ist es schon passiert, dass ich mich total überfordert gefühlt habe mit der ganzen Situation. Ich hätte explodieren können. Was kann ich tun, um mit meiner Anspannung besser umzugehen?**

Die Anforderungen der Erkrankung und Behandlung können manchmal zuviel werden und bei Betroffenen oder Angehörigen zu einem Wutausbruch führen. In Situationen extremer Anspannung kann es sein, dass man Dinge sagt oder tut, die man hinterher vielleicht bereut. Dies kann insbesondere auf Dauer eine Beziehung stark belasten. Was ist hilfreich, um mit Gefühlen der Überforderung und Anspannung umzugehen? Wenn Sie das Gefühl haben, dass Sie angespannt sind, kann es helfen, spazieren zu gehen oder eine andere, leichte körperliche Übung zu machen, in ein Kissen zu boxen, zu weinen, laut Musik aufzudrehen und zu schreien. Keine dieser Verhaltensweisen wird jemandem schaden und Ihnen helfen, sich hinterher besser zu fühlen. Einigen Patienten hilft es auch, ein Tagebuch zu führen und aufzuschreiben, wie sie sich fühlen und wann eine bestimmte Empfindung vorherrscht (siehe auch Abbildung 5, Stimmungsprotokoll).

5. Es fällt mir schwer, über meine Gefühle zu sprechen. Wie kann ich dies am besten tun?

Manche Menschen haben einen schnellen Zugang zu ihren Gefühlen und es fällt ihnen leicht, darüber zu sprechen. Vielen Menschen fällt dies eher schwer, besonders wenn es sich um »unangenehme« Gefühle handelt wie Ängste, Niedergeschlagenheit oder Wut, die in belastenden Situationen auftreten. Es ist manchmal hilfreich sich bewusst zu machen, dass Gefühle nicht »gefährlich« sind, aber die Art und Weise unserer Kommunikation auch über andere Dinge beeinflussen. Wenn Sie enttäuscht sind oder angespannt wird das auch Alltagsgespräche z. B. über die notwendigen Einkäufe beeinflussen. Deshalb ist es wichtig, einen Weg zu finden, eigene Emotionen anzusprechen. Die folgenden Punkte können helfen, Gefühle besser wahrzunehmen und über diese zu sprechen (nach *Macmillan Cancer Support*, www.macmillan.org.uk):

• Versuchen Sie, Ihre Gefühle (auch unangenehme und starke Gefühle) wahrzunehmen und zu akzeptieren. Es gibt keine »richtigen« und »falschen« Gefühle. Es ist normal, diese Gefühle als Reaktion auf Belastungen zu haben. Den meisten Menschen geht dies so. Versuchen Sie nicht, Ihre Gefühle zu verbergen oder zu unterdrücken.

• Versuchen Sie, Ihre Gefühle zu beschreiben und zu sagen, warum Sie sich so fühlen oder dass Sie nicht genau sagen können, warum Sie sich so fühlen, anstatt nur stumm zu reagieren. Wenn Sie z. B. enttäuscht oder ärgerlich sind, können Sie sagen:»Ich bin total sauer, weil ich fast zwei Stunden in der Strahlenambulanz warten musste. Ich hatte das Gefühl, ich sei nur eine Nummer.«

- Scheuen Sie sich nicht, Ihrem Partner oder einer Ihnen nahestehenden Person zu sagen, wie viel sie Ihnen bedeutet. Insbesondere in einer schwierigen Lebenssituation, in der auch Partner und Angehörige besonders angespannt und belastet sind, ist es wichtig, dies wertzuschätzen und anzuerkennen.
- Haben Sie keine Angst, zu sagen, dass Sie unsicher oder durcheinander sind. Wenn Sie nicht genau sagen können, wie Sie sich fühlen oder warum Sie so fühlen, wie Sie fühlen, ist dies Ordnung.
- Worte sind nicht immer nötig. Häufig kann es ausreichen, jemandes Hand zu halten, ihn oder sie in den Arm zu nehmen, über den Kopf zu streichen oder einfach zusammen zu sitzen.
- Scheuen Sie sich nicht, über Enttäuschungen zu sprechen oder über Dinge, die Sie bedauern. Es ist oft entlastend, dies mit jemandem zu teilen.

6. Ich habe manchmal wie einen Kloß im Hals, kann dann gar nicht richtig schlucken. Mein Hausarzt sagt, dass alles in Ordnung sei. Was kann das sein?

Überforderung, eine hohe psychische Belastung und Angst können körperliche Symptome hervorrufen wie das Gefühl, einen Kloß im Hals zu haben, Brustschmerzen, einen trockenen Mund, Atemlosigkeit oder Übelkeit. Es ist wichtig, dass Sie über Ihre Belastungen sprechen können. Manchmal kann es in der Familie oder Partnerschaft schwierig sein, offen über Gefühle und Belastungen zu sprechen. Hier können psychotherapeutische Gespräche helfen, zu lernen, vielleicht anders als bisher mit diesen Belastungen und den Gefühlen der Überforderung und Angst umzugehen.

7. In letzter Zeit bin ich oft angespannt und ängstlich. Können meine Gefühle die Behandlung negativ beeinflussen?

Traurigkeit, Anspannung oder andere Gefühle können nicht dazu führen, dass sich der Genesungsprozess verzögert oder die Erkrankung wieder auftritt. Auch wenn vereinzelt wissenschaftliche Studien hier Zusammenhänge zeigen, gibt es insgesamt keine wissenschaftlichen Belege, dass

Gefühle wie Niedergeschlagenheit oder Angst das Tumorwachstum beeinflussen. Für das psychische Befinden und die Lebensqualität ist es wichtig, Gefühle nicht zu unterdrücken oder zu überspielen, sondern zu weinen, wenn man weinen möchte, und sich zu freuen, wenn einem danach ist.

8. Soll ich regelmäßig Sport machen? Hilft mir Sport wirklich, besser mit den Belastungen klarzukommen?

Regelmäßige körperliche Aktivität hilft vielen Patienten, sich besser zu fühlen. In zahlreichen onkologischen Rehabilitationskliniken werden verschiedene Sportarten vorgestellt und erlernt, die sehr gut für die körperliche Fitness sind. Dazu gehören z. B. Gymnastik, Wassergymnastik und Yoga (gerade bei körperlichen Einschränkungen), Spazierengehen, Nordic Walking, oder leichtes Jogging. Regelmäßige körperliche Bewegung führt zu einer Reihe von körperlichen Verbesserungen wie der Verbesserung der Kondition, der Verbesserung der Koordinationsfähigkeit, der allgemeinen körperlichen Fitness und der körperlichen Leistungsfähigkeit. Darüber hinaus wirkt Sport stimmungsaufhellend und er führt zu einer Verbesserung des Körperbilds, d. h. der Zufriedenheit mit dem eigenen Körper. Viele Menschen können sich nicht regelmäßig motivieren, Sport zu machen. Verabreden Sie sich mit einem Freund oder einem Bekannten oder einem Mitglied einer Selbsthilfegruppe z. B. einmal die Woche, um gemeinsam Sport zu machen. Bauen Sie z. B. 10-minütige Übungen oder einen Spaziergang fest in Ihre Tagesroutine ein (z. B. eine Viertelstunde vor dem Abendbrot).

»Ich war eigentlich ein Sportmuffel. Aber seit der Erkrankung muss ich mich am Riemen reißen. Ich weiß, es tut mir und meinem Körper gut. Seit der Reha mache ich jeden morgen etwa eine Viertel Stunde nach dem Aufstehen Gymnastik. Ich habe mir ein Yogabuch gekauft, weil diese Übungen dort sehr gut erklärt sind. Meine Lieblingsübung ist der Sonnengruß. Ich gehe viel positiver in den Tag und auch, wenn es mal hektisch ist, habe ich diese Viertel Stunde für mich am Morgen.«

(Maria, 42 Jahre, an Gebärmutterhalskrebs erkrankt)

9. Können Entspannungsübungen mir helfen, mit meinen Sorgen und Ängsten besser zurechtzukommen?

Entspannungsübungen können helfen, Ängste, Sorgen und sogar Schmerzen zu reduzieren und mit den emotionalen Belastungen durch die Erkrankung besser zurechtzukommen. Es gibt viele Entspannungstechniken wie die progressive Muskelentspannung, Visualisierungstechniken, autogenes Training oder Meditation. Viele dieser Entspannungsübungen werden während der onkologischen Rehabilitationsbehandlung gelehrt und geübt. Darüber hinaus gibt es zahlreiche Bücher, CDs und DVDs, mit denen Sie diese Entspannungstechniken zu Hause erlernen und praktizieren können.

10. Kann Meditation mir helfen, mit den emotionalen Belastungen besser klar zu kommen?

Meditation ist eine Technik, die helfen kann, emotionale Belastungen zu reduzieren und innere Ruhe oder sogar inneren Frieden zu finden. Es gibt viele verschiedene Formen der Meditation. Die meisten Methoden beinhalten bestimmte Atemtechniken, die helfen sollen, die Konzentration auf den eigenen Körper und das Hier und Jetzt zu lenken. Meditationstechniken konzentrieren sich auch auf das Loslassen von Gedanken vergleichbar mit Wolken, die vorüberziehen. Auch belastende Gedanken können vorüberziehen. Einige Patienten berichten, dass es gerade zu Beginn schwierig gewesen sei, zu meditieren und dass es insbesondere schwer gefallen sei, belastende Gedanken »loszulassen«. Es ist hilfreich, Meditationstechniken unter Anleitung zu erlernen. Manche Rehabilitationskliniken aber auch Fitnessstudios bieten Meditation häufig auch in Kombination mit Yoga an. Meist braucht es eine gewisse Häufigkeit des Praktizierens, bis sich spürbare Erfolge erzielen lassen. Auch ist es wichtig für sich die Entspannungsmethode herauszufinden, mit der man am besten zurechtkommt.

11. Ich habe gehört, dass es eine Entspannungstechnik gibt, die man Visualisierung nennt. Was ist das?

Bei der Visualisierungstechnik versuchen Sie, sich angenehme und entspannende Bilder vorzustellen (zu visualisieren) und damit Ihre Stimmung zu verbessern bzw. Anspannung zu reduzieren. Auch, wenn es Ihnen körperlich schlecht geht oder Sie sich z. B. in einer anstrengenden Behandlung befinden und wenig unternehmen können, haben Sie immer Ihre Erinnerungen und Ihre Phantasie. Viele Menschen stellen sich z. B. angenehme Orte in der Natur vor, einen hohen Berg, eine Sommerwiese, das Meer oder eine Seereise. Es gibt auch zahlreiche CDs mit entspannender Musik, die helfen können, sich angenehme Bilder vorzustellen oder schöne Erinnerungen ins Gedächtnis zu rufen. Sie können aber jede Musik nutzen, die Sie mögen.

»Die Psychologin während der Rehabilitation hat immer diese Entspannungsmusik aufgelegt. Damit konnte ich gar nichts anfangen. Andere fanden's toll, aber mir ging das ziemlich auf den Keks. Ich höre lieber die Beatles und Simon & Garfunkel. Da denke ich an meine Jugend. Das war eine tolle Zeit. Da habe ich meine Frau kennengelernt.«
(Wolfgang, 55 Jahre, an Darmkrebs erkrankt)

12. Ich fühle mich schuldig, dass ich vieles im Moment nicht tun kann, dass andere sich um mich kümmern müssen. Ich kann überhaupt nichts tun! Wie kann ich mit diesen Schuldgefühlen umgehen?

Schuldgefühle oder Gefühle, (»nur«) eine Belastung für andere zu sein, sind häufige Reaktionen – nicht nur bei Betroffenen. Menschen, die jemandem, der erkrankt ist, helfen und ihn unterstützen, haben zeitweise ebenso Schuldgefühle, dass sie gesund sind und der andere an der Krankheit leiden muss. Wenn möglich, versuchen Sie, über diese Gefühle zu sprechen und sie mit anderen zu teilen: Dies kann der Partner sein, Angehörige, Freunde, aber auch Selbsthilfegruppen oder ein professioneller Helfer.

13. **Seit ich die Diagnose Krebs erhalten habe, habe ich das Gefühl, mein Leben sei vorbei, als ob ich nie mehr glücklich sein könnte. Nur noch Krebs, Krankheit, Tod. Was kann mir helfen?**

Gefühle und Gedanken wie, dass das eigene Leben durch die Diagnose an Lebenssinn und Lebensfreude verloren hätte, sind nicht ungewöhnlich. Es ist hilfreich zu unterscheiden, ob es sich um Gedanken und Gefühle im Rahmen einer depressiven Episode handelt oder um Trauer, z. B. über den Verlust der Gesundheit. Phasen von Trauer gehen natürlich auch mit Gefühlen von Gram, Kummer, Rückzug, Bitterkeit und Depressivität einher. Was kann helfen? Teilen Sie Ihre Gedanken und Gefühle mit einer anderen Person, ggf. auch einem professionellen Behandler. Setzen Sie sich erreichbare Ziele, die Ihnen Freude bereiten. Spaziergänge, arbeiten im Garten, ein Besuch eines guten Freundes. Auch der Kontakt und Gespräche mit anderen Betroffenen können helfen, über die eigene Trauer und den Verlust zu sprechen und zu sehen, wie andere mit Belastungen umgehen und auch wieder neuen Lebensmut und Lebensfreude gefunden haben. Bei depressiven und Trauerreaktionen kann psychotherapeutische Begleitung darüber hinaus Unterstützung und Hilfe beim Umgang mit diesen Belastungen bieten.

14. **Wann sollte ich mir Hilfe und Unterstützung suchen?**

Wenn Sie sich nicht sicher sind, ob Sie psychologische Unterstützung in Anspruch nehmen sollen, sprechen Sie mit Ihrem behandelnden Arzt. Viele Menschen nehmen Unterstützung in Anspruch, wenn sie das Gefühl haben, von Ängsten und Sorgen überwältigt zu werden, nicht mehr alleine damit klar zu kommen; bei emotionalen Problemen, die bereits vor der Krebserkrankung vorhanden waren und sich unter Umständen durch die Erkrankung verschlimmern, wenn die Krebstherapie selbst Ängste oder Depressionen auslöst wie bei der Interferontherapie, bei einem persönlichen Verlust, bei Trauer, z. B. wenn ein Elternteil oder andere Familienmitglieder an Krebs verstorben sind, bei Albträumen oder Erinnerungen an frühere traumatische Erfahrungen, die durch die Krebserkrankung wieder hochkommen, bei plötzlichen Veränderungen in der Stimmung oder der mentalen Funktionsfähigkeit während der Krebsbehandlung sowie bei körperlichen Beschwerden und Symptomen, die zu psychischen Belastungen führen.

15. Ich höre viel von Selbsthilfegruppen. Soll ich in eine Selbsthilfegruppe gehen?

Selbsthilfegruppen sind sehr wichtig in Hinblick auf den Erfahrungs- und Informationsaustausch von Betroffenen. Sie können emotionale Unterstützung, Trost, Ermutigung und auch praktische Hilfen anbieten und dienen dem Austausch von Informationen. Manche Selbsthilfegruppen sind auch in der Öffentlichkeitsarbeit aktiv und vertreten die Interessen der Betroffenen. Die meisten Selbsthilfegruppen treffen sich zu einem bestimmten Zeitpunkt (z. B. 14-tägig), um sich gemeinsam auszutauschen, Erfahrungen zu berichten, neue Mitglieder kennen zu lernen. Einige Selbsthilfegruppen sind auch im Internet zugänglich. Selbsthilfegruppen sind sehr unterschiedlich organisiert, was die Leitung, die Anzahl ihrer Mitglieder, Inhalte und den Umgang untereinander angeht. Manche Selbsthilfegruppen werden von geschulten Personen angeleitet, andere sind ein eher lockerer Zusammenschluss von Betroffenen oder Angehörigen. Die Erfahrungen in Selbsthilfegruppen sind demzufolge ebenfalls sehr unterschiedlich und was dem einen gut tut wird dem anderen zur Belastung. Es ist ratsam, sich mindestens zwei Selbsthilfegruppen anzuschauen, um die passende für sich selbst zu finden.

16. Nach der Brustoperation ist mein Selbstbewusstsein im Keller. Dies beeinflusst auch mein Sexualleben. Kann ich etwas tun, damit es mir wieder besser geht?

Depressive Verstimmungen, Ängste und Enttäuschungen oder Trauer haben einen starken Einfluss auf das Erleben der Sexualität und die sexuelle Funktionsfähigkeit. Auch Schmerzen führen häufig dazu, dass wenig Lust bezüglich Sexualität besteht. Das Selbstbewusstsein in Bezug auf das Wohlfühlen mit dem eigenen Körper, die Attraktivität und Sexualität ist direkt mit unserem Gesamtbefinden verbunden. Wenn Ihr Selbstwertgefühl oder Selbstbewusstsein durch die Operation eingeschränkt ist, ist es wichtig, darüber zu sprechen. Der Gesprächspartner kann ein Partner oder Freund sein, Ihr Arzt, ein psychologischer Berater oder Psychotherapeut. Einigen Frauen hat es geholfen, nach einer Brustamputation einen Brustaufbau vornehmen zu lassen. Hier sind verschiedene Methoden möglich, die Sie mit Ihrem Arzt besprechen sollten, wenn dies für Sie in Frage kommt.

17. Ich habe gehört, dass man etwas tun kann, damit man seine Lieblingsgerichte auch nach der Chemotherapie noch mag.

Eine Chemotherapie verändert leider manchmal das Geschmackserleben. Lieblingsgerichte können nach der Chemotherapie Appetitlosigkeit oder sogar Übelkeit auslösen. Essen Sie während und kurz nach der Chemotherapie keine Speisen, die Sie gerne essen. Studien haben gezeigt, dass es hilfreich sein kann, bei Beginn der Chemotherapie vermehrt Speisen zu essen, die man »nicht besonders« mag.

18. Ich habe gehört, dass die Chemotherapie zu Gedächtniseinbußen führen kann. Ist dies richtig?

Substanzen, die bei einer Chemotherapie verwendet werden, sind Zellgifte. Inwieweit diese Zellgifte aber Nervenzellen angreifen, ist umstritten. Viele Patienten berichten über vielfältige Einschränkungen in Bereichen wie Aufmerksamkeit, Gedächtnis und Konzentrationsprobleme sowie eine allgemeine mentale Erschöpfung. Dass dies aber auf eine Schädigung von Nervenzellen zurückzuführen ist, konnte bislang nicht eindeutig nachgewiesen werden. Allerdings führen eine Chemotherapie wie auch eine Bestrahlung sehr häufig zu Fatigue, einem Zustand chronischer Erschöpfung, der auch eine mentale oder geistige Erschöpfung und Ermüdung einschließt. Patienten empfinden dies häufig als sehr belastend sowohl was die Bewältigung des Alltags angeht als auch das Berufsleben.

19. Soll ich alternative Therapien in Anspruch nehmen?

Alternative Therapien und Behandlungsansätze umfassen ein breites Spektrum von Behandlungsverfahren wie z. B. Misteltherapie, Homöopathie, Akupunktur, Akupressur, chinesische Medizin, Enzym- und Vitaminkuren oder Aromatherapie, um nur einige zu nennen. Alternative Therapien können helfen, die schulmedizinische Behandlung zu unterstützen und stellen häufig auch das Bestreben vieler Patienten dar, selbst aktiv etwas für den Heilungsprozess tun tu wollen. Wenn Sie alternative Therapien in Anspruch nehmen wollen, achten Sie auf folgende Dinge: Besprechen Sie dies unbedingt mit Ihrem behandelnden Onkologen, Fach- oder Hausarzt. Auch alternative Therapien können Nebenwirkungen haben oder zu Wechselwirkungen mit Medikamenten führen, die Sie aufgrund der Erkrankung einnehmen müssen. Seien Sie vorsichtig, wenn Ihnen Versprechungen gemacht werden, durch alternative Therapien den Krebs völlig heilen zu können. Leider tummeln sich auf dem Markt für alternative Therapien auch eine Reihe unseriöser Anbieter, die es mehr auf Ihr Portemonnaie als auf Ihre Gesundheit abgesehen haben. Wenn Sie unsicher sind, suchen Sie nach Informationen, wenden Sie sich an Krebsberatungsstellen und sprechen Sie mir anderen Betroffenen über deren Erfahrungen. Seien Sie insbesondere vorsichtig und skeptisch, wenn alternative Therapien sehr viel Geld kosten. In einer scheinbar ausweglosen Situation sind viele Betroffene bereit, Unsummen von Geld für Heilsversprechen auszugeben. Dies machen sich manche Anbieter zu Nutze. Prüfen Sie vorher, was die Therapie oder die Medikamente kosten sollen, und informieren Sie sich über deren Wirkungsweisen und Behandlungserfolge. Viele alternative Therapien haben positive Auswirkungen auf Ihr Befinden und Ihre Lebensqualität, leider weniger auf den Krankheitsverlauf.

20. Ich fühle mich kraftlos und sehe für mich kaum Möglichkeiten, meine Situation zu verbessern. Ich habe starke Schmerzen, kann mich nicht konzentrieren, kann kaum etwas anfangen. Selbst ein Buch zu lesen ist kaum möglich, was soll ich tun?

Zunächst einmal ist es wichtig, körperliche Befunde und Funktionseinschränkungen sowie Schmerzen ärztlich abklären zu lassen: Gibt es noch andere wirkungsvolle Behandlungsmöglichkeiten oder z. B. Krankengymnastik die helfen können, die körperlichen Symptome zu reduzieren? Häufig führen Schmerzen oder Funktionseinschränkungen zu einer Schonhaltung und Einschränkungen der Aktivität, die sich wiederum ungünstig auf die körperlichen Symptome und den Gesundheitszustand insgesamt auswirken. Besprechen Sie ausführlich mit Ihrem Arzt oder

z. B. mit Ihrem Physiotherapeuten, welche Bewegungen und Aktivitäten Ihnen gut tun und welche Sie aus medizinischer Sicht meiden sollten. Was kann sonst helfen? Machen Sie sich zunächst bewusst, woraus Sie Kraft schöpfen und bisher geschöpft haben, wozu Sie körperlich in der Lage sind und was Ihnen Freude bereitet. Konzentrieren Sie sich auf positive Dinge, die Sie tun können. Und setzen Sie sich realistische Ziele. Unrealistische Ziele und Gedanken wie »früher hat mir eine dreistündige Wanderung nichts ausgemacht und jetzt fällt es mir sogar schwer, kurz einkaufen zu gehen« führen nur zu Frustration, dem Gefühl des Versagens und Gefühlen von Traurigkeit und Niedergeschlagenheit. Wenn Sie körperlich eingeschränkt sind, können Sie frühere Ziele oder Erfolge kaum erreichen. Vielleicht ist z. B. Fahrrad fahren im Moment zu anstrengend, aber ein kurzer Spaziergang von zehn oder zwanzig Minuten dreimal die Woche oder tägliche Entspannungsübungen wären ein guter Anfang, wieder etwas zu tun. Etwas zu tun, ist besser, als gar nichts zu tun. Wenn es am Anfang schwer fällt, oder Sie von einem Spaziergang umkehren müssen, weil Ihnen schwindelig wird, oder Sie sich unsicher fühlen, so haben Sie sich zumindest getraut und waren aktiv. Führen Sie ein ganz persönliches Erfolgstagebuch, in das Sie auch die kleinen alltäglichen Erfolge eintragen. Geben Sie nicht gleich auf, wenn es schwierig ist oder Sie einen »Misserfolg« haben. Auch dies gehört dazu. Versuchen Sie es an einem anderen Tag noch einmal und ggf. ein zweites und drittes Mal oder setzen Sie sich andere Ziele, die Sie weniger anstrengen. Wichtig ist, dass Sie sich bewusst machen, dass Sie auch kleinere Aktivitäten »angehen« und dass Sie stolz auf sich sind.

»Ich würde mit meinem Mann gerne an die Nordsee fahren oder eine andere kleine Reise machen, aber das geht im Moment nicht. Ich schaff's einfach nicht. Ich habe das Gefühl, niemand versteht, wie ich mich wirklich fühle. Wenn ich an früher denke, dann kommt mir oft das Grauen ... Was ich alles getan und organisiert habe und jetzt fällt es mir sogar schwer, aufzustehen. Es fällt mir schwer, mich so zu sehen. Aber es hilft ja nichts. Irgendwie bin ich auch stolz auf mich, dass ich bisher alles so bewältigen konnte, auch wenn ein weinendes Auge dabei ist, manchmal auch zwei. Meine einzige ›größere‹ Aktivität im Moment besteht wirklich darin, morgens im Bett Entspannungsübungen zu machen. Das klingt vielleicht nach nichts, aber ich bin stolz auch mich, wenn ich den Alltag so einigermaßen gut hinkriege. Irgendwie schaffen wir das schon.«
(Hannelore, 68 Jahre, an Brustkrebs erkrankt)

21. Was kann ich tun, um ein Gefühl von Kontrolle wieder-zuerlangen? Ich weiß, dass man nicht vorhersehen kann, ob der Krebs wieder auftritt, aber ich möchte etwas tun, um weiter zu genesen, möchte nicht so tatenlos herumsitzen ...

Auch hier gilt: Etwas zu tun, ist besser als gar nichts zu tun. Wir haben natürlich keine 100-prozentige Kontrolle darüber, was uns in Zukunft widerfahren wird und was nicht. Dennoch ist es für das eigene Befinden wichtig, uns bewusst zu machen, was wir beeinflussen oder teilweise beeinflussen können, und was weniger. Unseren Lebensstil und unser Gesundheitsverhalten können wir beeinflussen. Dazu gehören z. B. regelmäßige Bewegung/Sport, gesundes und abwechslungsreiches Essen, aber auch soziale Beziehungen und Aktivitäten, die Freude und Kraft schenken. Eine Veränderung unserer Lebensgewohnheiten kann wie alles Neue am Anfang ungewohnt sein. Versuchen Sie, mit kleinen Veränderungen anzufangen wie mit Sport und Bewegung. Melden Sie sich z. B. zu einem Yoga-Kurs an oder gehen Sie regelmäßig spazieren. Und räumen Sie sich auch Zeiten ein, in denen Sie nichts tun und einfach nur faulenzen. Machen Sie sich eine Liste mit Ihren (auch kleinen) Erfolgen und wertschätzen Sie diese.

22. Ich möchte trotz meiner Krebserkrankung gerne verreisen, traue mich aber nicht. An wen kann ich mich wenden?

Besprechen Sie den Zeitpunkt, die Dauer und das Ziel Ihrer geplanten Reise ausführlich mit Ihrem behandelnden Arzt. Eine Reise kann viel Erholung und Lebensfreude schenken, kostet u. U. aber auch viel Kraft und Energie. Gerade wenn Sie körperlich schwach sind, sollten Sie klären, welche medizinischen Versorgungsmöglichkeiten am Urlaubsort verfügbar sind und welche versicherungsrechtlichen Möglichkeiten für den Fall bestehen, dass Sie medizinische Versorgung und Medikamente in Anspruch nehmen müssen. Weiterführende Informationen erhalten Sie u. a. auch beim Krebsinformationsdienst Heidelberg (KID).

23. Soll ich meine Arbeitskollegen über meine Krebserkrankung informieren?

Ob und in welchem Umfang Sie Ihre Krebserkrankung Ihren Arbeitskollegen mitteilen, hängt ganz von Ihnen ab. Es gibt darauf keine allgemeine Antwort.

Für Krebs gilt wie für jede andere Krankheit die ärztliche Schweigepflicht und Sie sind nicht verpflichtet, Ihrem Arbeitgeber oder Kollegen die Erkrankung mitzuteilen. Dennoch kann es gerade bei länger andauernden Krankheiten hilfreich sein, den Arbeitgeber zu informieren. Eine offene Kommunikation mit den Kollegen kann zum einen Missverständnissen oder Gerüchten vorbeugen und zum anderen zu einem besseren Verständnis Ihrer Situation führen. Dies gilt insbesondere dann, wenn Sie über längere Zeit oder häufiger krankgeschrieben sind oder sichtbare Nebenwirkungen der Therapie wie Haarausfall, Hautveränderungen oder eine starke Gewichtsabnahme vorhanden sind. Wen Sie in welchem Umfang über die Erkrankung informieren (oder nicht informieren), hängt sicher auch von der Art und Größe des Unternehmens, in dem Sie tätig sind, ab. Ein Zuviel an Informationen über die Einzelheiten der Erkrankung und der Krebstherapien kann auch unerwünschte Folgen haben, nämlich dass der Betroffene als viel kränker und weniger leistungsfähig eingeschätzt wird, als er tatsächlich ist oder der Betroffene gemieden und mehr und mehr isoliert wird, weil die zahlreichen Informationen über Krebs bei den Kollegen Ängste und Vermeidungsreaktionen auslösen. Im Rahmen der medizinischen und beruflichen Rehabilitation wird z. B. eine ausführliche Beratung zum Umgang mit dem Arbeitgeber und den Arbeitskollegen angeboten.

24. Durch die Diagnose Krebs habe ich meine Arbeit verloren. Ich weiß nicht, ob ich noch einmal neue Arbeit finde, ich bin schon 62 Jahre alt. Ich fühle mich nutzlos und merke, wie schwer es mir fällt, meinen Tag zu strukturieren. Oft fällt mir die Decke auf den Kopf. Ich weiß einfach nicht weiter.

Fragen nach der Rückkehr zur Arbeit oder der Wiederaufnahme einer neuen Arbeit sind häufige Belastungen im Verlauf einer Krebserkrankung. Viele Patienten nehmen zunächst eine medizinische oder berufliche Rehabilitationsmaßnahme in Anspruch, die das Ziel hat, die berufliche Leistungsfähigkeit wiederherzustellen. Hier können Maßnahmen für einen Berufswechsel, Umschulungen oder Fortbildungen ausführlich besprochen werden. Im Rahmen der beruflichen Wiedereingliederung nach einer Krebserkrankung informieren und beraten Arbeitsämter u. a. über die Einrichtung behindertengerechter Arbeitsplätze, Fortbildungs- und Umschulungsmaßnahmen, Arbeitserprobung, berufliche Eignung sowie Probebeschäftigung. Leider bieten die zahlreichen Unterstützungsangebote im Rahmen der Rehabilitation seitens der Rentenversicherung und der Arbeitsämter keinen Schutz vor Arbeitslosigkeit. Die Zeit der Arbeitssuche ist sehr belastend und wirkt sich auf verschiedene Bereiche des Lebens aus. Dazu gehören neben der ausbleibenden finanziellen Vergütung auch die fehlende Tagesstruktur, soziale Einbindung sowie Anerkennung und Wertschätzung der eigenen Leistungen und Errungenschaften. Ehrenamtliche Arbeit ist keine Alternative zu bezahlter beruflicher Tätigkeit. Dennoch kann die Möglichkeit, sich in einem Gebiet ehrenamtlich zu engagieren und seine Erfahrungen, sein Wissen oder seine Zeit zur Verfügung zu stellen, helfen, mit diesen Belastungen umzugehen, neue Kontakte zu knüpfen, neue Aufgaben zu entdecken sowie Wertschätzung für seine Arbeit zu erfahren. Ehrenamtlich Tätige werden in fast allen Berufen und Bereichen gesucht. Informationen finden Sie z. B. bei bundesweiten und lokalen Organisationen wie »Das Bürgernetz«, der »Bundesarbeitsgemeinschaft der Freiwilligenagenturen« (BAGFA), der »Bundesarbeitsgemeinschaft Seniorenbüros« (BaS), bei »die Gesellschafter.de« oder bei der Diakonie und dem Deutschen Caritasverband (siehe Adressen im Anhang).

6 Unterstützung durch den Partner, Familie und Freunde
Fragen zum Umgang mit dem sozialen Umfeld

Eine Krebserkrankung trifft nicht nur den einzelnen Menschen, sondern auch seinen Partner, seine Familie, sein soziales Umfeld. Emotionaler Beistand ist sowohl für den Betroffenen selbst, aber auch für Angehörige und die Familie wichtig, wird aber manchmal nicht geleistet. Einige Familien wachsen nach der Diagnose Krebs enger zusammen, andere distanzieren sich voneinander. Die Familie und das soziale Umfeld sind wichtig, weil sie das Rahmengerüst dafür bilden, wie ein Krebspatient mit seiner Erkrankung umgehen kann. Wenn eine Person an Krebs erkrankt, sind es die Familienangehörigen, die das Fundament für das Erleben der Erkrankung und die Erfahrungen im Krankheitsverlauf bilden. Allerdings ist die Familie häufig selbst stark durch die Krebserkrankung betroffen. Zu den auftretenden Belastungen gehören z. B. Verlustängste, Probleme, über die Erkrankung zu sprechen, die Notwendigkeit der Übernahme zusätzlicher Aufgaben und Einschränkungen in der Freizeit, Unsicherheit hinsichtlich des Verhaltens gegenüber dem Patienten, veränderte Lebensplanungen, Unsicherheit über den Krankheitsverlauf, nicht übereinstimmende Bedürfnisse und Erwartungen der Familienmitglieder, ein manchmal verändertes Verhalten des Patienten sowie Berührungsängste und Probleme im Sexualleben. Dabei kommt dem Partner, Angehörigen und Freunden eine zweifache Verantwortung zu: erstens die Versorgung und Unterstützung des Patienten und zweitens die emotionale Zuwendung zum Patienten. Ein Familienmitglied kann den Patienten emotional unterstützen und dabei selbst bemüht sein, die eigenen Gefühle zu verarbeiten.
Die Rollen, Wünsche und Bedürfnisse der Familie als eine Gruppe wie auch des einzelnen Familienmitglieds verändern sich in den verschiedenen Phasen der Krebserkrankung. Ungewissheit, Unklarheit und Gefühle des Verlusts an Kontrolle über die Erkrankung bestehen häufig während des langen Krankheitsverlaufs. Bei einem Patienten mit einer fortschreitenden Erkrankung ist die psychische Belastung der Familie deutlich höher. Dies ist zum einen in den erhöhten Anforderungen in der Versorgung und u. U. auch der Pflege des kranken Familienmitglieds begründet,

zum anderen in der wahrgenommenen Bedrohung durch die Unabänderlichkeit des Todes.

1. Meine engsten Vertrauten wissen, dass ich Krebs habe, aber ich weiß nicht, ob ich dies anderen Leuten, Bekannten auch mitteilen soll?

Sie haben keine Pflicht, jedem mitzuteilen, dass Sie an Krebs erkrankt sind. Es ist wichtig, dass die Menschen, mit denen Sie vertraut sind, über die Diagnose Krebs und Ihre Behandlung Bescheid wissen und Sie mit Ihnen darüber sprechen können. Ob Sie die Diagnose auch anderen Bekannten mitteilen, bleibt Ihnen überlassen.

2. Ich weiß nicht, wie ich mit meinem Partner und mit meinen Freunden über die Diagnose Krebs sprechen soll. Gibt es da bestimmte Dinge, worauf ich achten sollte? Wie werden sie reagieren?

Eines der schwierigsten Dinge ist es, Angehörigen, Freunden oder Bekannten mitzuteilen, an Krebs erkrankt zu sein. Ängste oder Befürchtungen hinsichtlich der Reaktion anderer Menschen auf die Mitteilung, dass ein Familienmitglied oder ein Freund an Krebs erkrankt ist, sind häufig. »Wie werden Freunde reagieren?«, »Werden sie sich zurückziehen?«, »Werden sie mich bemitleiden?«, »Werde ich nur alles schlimmer machen und sie zusätzlich belasten, wenn ich darüber spreche?« sind typische Fragen. Es gibt keinen einzig richtigen Weg, mit der Erkrankung umzugehen und über die Diagnose zu sprechen. Dies hängt von Ihrer Persönlichkeit ab und davon, wie Sie normalerweise mit Ihrem Partner oder Ihrem persönlichen Umfeld sprechen. Grundsätzlich ist es wichtig, mit den Menschen, denen Sie sich nahe fühlen, über die Erkrankung und Belastungen zu sprechen. Es ist immer schwer, einem anderen Menschen eine schlechte Nachricht zu überbringen. Achten Sie auf folgende Dinge: Sprechen Sie über die Diagnose und Ihre Erkrankung besser in einer privaten Umgebung. Sie wissen nicht, wie sie selbst und der Andere reagieren, und in einer Umgebung, in viele Menschen sind, kann dies eine zusätzliche Belastung darstellen. Manchen Menschen fällt es leichter, am Telefon darüber zu sprechen oder einen Brief zu schreiben. Es kann hilfreich sein, Schritt für Schritt über die Diagnose zu sprechen, um dem anderen Zeit zu geben, sich darauf einzustellen. Anstatt zu sagen »Ich habe Krebs«, können Sie z. B. sagen, »Es fällt mir schwer/Ich weiß, dass es schwierig ist, aber ich muss Dir mitteilen, dass bei mir Krebs diagnostiziert wurde. Die Situation ist im Moment schwierig, aber es besteht Hoffnung, dass der Krebs gut behandelbar ist.« Sagen Sie alles, was Sie sagen möchten (auch und gerade Sorgen und Ängste) und fragen Sie das, was Sie wissen möchten. Es ist normal und in Ordnung, wenn Ihnen oder der anderen Person im Laufe des Gesprächs die Worte fehlen und Schweigen herrscht. Eine offene Kommunikation über die Situation, so hoffnungsvoll oder ernst sie ist, ist sehr wichtig.

3. Ich bin eigentlich ein offener Mensch, aber ich habe Angst, wie andere Menschen reagieren könnten, wenn ich das Thema Krebs anspreche? Was kann ich tun?

Obwohl Krebs heute weniger ein Tabu ist als noch vor wenigen Jahren, ist das Sprechen über die Krebserkrankung für viele Menschen keine leichte Aufgabe. Die Reaktionen anderer auf die Erkrankung können wir nicht vorhersehen. Betroffene berichten immer wieder, dass sich Freunde abgewandt und den Kontakt abgebrochen haben. Die Gründe hier für können vielfältig sein. Manche wissen selbst nicht, was sie sagen und tun sollen, und brechen den Kontakt deshalb ab. Eine andere häufige Reaktion ist das bagatellisieren: »Mach Dir keine Sorgen, das wird schon wieder«, »Es wird alles gut«. Auch wenn dies vielleicht gut gemeinte Worte sind, können sie sehr schmerzhaft sein, wenn es Ihnen selbst nicht gut geht und Sie Hilfe und Unterstützung brauchen. Andere Menschen werden Sie gern unterstützen wollen, aber sie wissen nicht, wie und trauen sich vielleicht nicht, zu fragen. Kommunizieren Sie, was Sie als hilfreich empfinden, wie andere Sie unterstützen können. Ist es überhaupt wichtig, über die Erkrankung zu sprechen? Jeder Mensch ist anders und für manche ist es entlastender, erstmal alleine damit klarzukommen. Den meisten Menschen wird es helfen, in Gesprächen mit dem Partner, Angehörigen oder Freunden über die Erkrankung, die Ungewissheit, Sorgen und Ängste zu sprechen.

4. Wie kann ich meinen Eltern mitteilen, dass ich an Krebs erkrankt bin? Ich habe solche Angst, dass sie das nicht verkraften.

Für Eltern oder ein Elternteil ist es eine schlimme Nachricht, wenn das eigene Kind an Krebs erkrankt ist. Egal in welchem Alter – die Nachricht zu hören, dass das eigene Kind schwer erkrankt ist, ist für Eltern besonders schwer. Es kann schwierig sein, den Eltern die Diagnose mitzuteilen, insbesondere auch dann, wenn familiäre Konflikte oder Unstimmigkeiten bestehen. Schlimmer allerdings wäre für viele Eltern die Tatsache, nicht informiert zu werden, dass ihr Kind erkrankt ist. Auch wenn viele Betroffene ihre Eltern »schonen« wollen, ist es häufig der längerfristig bessere Weg, die Eltern zu informieren und einzubeziehen. Natürlich gibt es Situationen, in denen Betroffene abwägen, die Diagnose mitzuteilen, z. B. dann, wenn die Eltern oder ein Elternteil sehr alt oder selbst sehr belastet sind. Wenn Sie nicht sicher sind, ob Sie mit Ihren Eltern über die Diagnose Krebs sprechen können, holen Sie sich Unterstützung bei einer psychologischen Beratungsstelle.

5. Ich möchte im Moment mit niemandem über meine Erkrankung sprechen. Muss ich das denn?

Einige Menschen versuchen mit der Krebserkrankung klarzukommen, indem Sie ihre Normalität und Routine, so gut es geht, aufrechterhalten. Sie werden vielleicht auch wenig über die Erkrankung sprechen wollen. Dies kann schwierig für den Partner, Angehörige und Freunde sein, aber es ist ein Umgang mit der Erkrankung, der für manche der richtige Weg ist. Wenn Sie zum gegenwärtigen Zeitpunkt nicht über die Erkrankung sprechen möchten, weil es Sie zu sehr belastet oder Sie dies alleine mit sich ausmachen wollen, sagen Sie dies Ihrem Partner oder Ihrem sozialen Umfeld. In längerfristiger Perspektive kann es allerdings hilfreich sein, über die Krankheitsbelastung und die Veränderungen, die mit der Krankheit einhergehen, zu sprechen. Auch psychologische Beratung und Unterstützung kann hilfreich sein.

6. **Ich fühle mich nicht richtig verstanden. Mein Partner kümmert sich, aber trotzdem fühle ich mich manchmal nicht richtig unterstützt. Ist es hilfreich, darüber zu sprechen?**

Ja. Hilfe geben und Hilfe annehmen sind manchmal schwierige Aufgaben. Zunächst ist es wichtig, zu wissen, dass es verschiedene Formen der Unterstützung gibt. Ein Aspekt von Unterstützung ist die emotionale Unterstützung, d. h. Unterstützung durch das Vermitteln von Vertrauen und Zuneigung; jemandem Zuhören, Ängste und Sorgen teilen, jemanden in den Arm nehmen, gehören z. B. dazu. Dann gibt es die praktische Unterstützung, d. h. praktische Hilfen wie zum Beispiel jemandem beim einkaufen helfen, etwas reparieren, das Auto zum TÜV bringen. Es gibt weiterhin die Unterstützung durch Rat und Informationen sowie Unterstützung durch Anerkennung und Wertschätzung. In Abhängigkeit von den Anforderungen im Krankheitsverlauf haben Betroffene ein unterschiedliches Bedürfnis nach unterschiedlichen Aspekten der Unterstützung. Kurz nach der Diagnosemitteilung z. B. brauchen viele Menschen erst einmal emotionale Unterstützung, das Gefühl der Geborgenheit, Liebe und Trost. Häufig erleben Betroffene aber, dass Sie mit Informationen überschüttet werden, was dann manchmal als zusätzliche Belastung empfunden wird. Kommunizieren Sie, welche Unterstützung Sie brauchen. Sagen Sie, was Ihnen gut tut und was Sie als belastend empfinden.

7. **Seit ich an Krebs erkrankt bin, herrscht bei uns Schweigen oder wir reden nur über Banalitäten. Wie geht's Dir? Danke gut! Was kann ich tun, um dies zu verändern?**

Eine Krebserkrankung kann dazu führen, dass die Partnerschaft oder die familiäre Gemeinschaft ihre Art der Beziehungsgestaltung und ihre Beziehungen neu überdenken und gestalten muss. Häufig ist z. B. der Ausdruck von Gefühlen betroffen, Problemlösestrategien und die Übernahme neuer Rollen, die von allen beteiligten Familienmitgliedern gemeinsam besprochen werden sollten. Es ist wichtig, ein Klima zu schaffen, in dem offen über alle Gefühle, Gedanken und Belastungen jedes Familienmitglieds offen gesprochen werden kann. Dazu können gemeinsame Rituale genutzt werden, das gemeinsame Abendessen, gemeinsame Spaziergänge. Dies beinhaltet auch, Dinge neu zu gestalten, neue Regeln aufzustellen,

Aufgaben neu zu verteilen und Prioritäten neu zu setzen. Die Krebserkrankung und die Behandlung kann die Flexibilität einer Familie bedrohen und manchmal dazu führen, dass Familien zu rigide an Regeln festhalten, weil sie mit zu vielen Anforderungen überfordert sind. Ein starres Festhalten an Regeln, Stillschweigen und Rückzug sind belastende und ungünstige Merkmale, unter denen alle Familienmitglieder leiden. Manchmal kann es hilfreich sein, psychologische Unterstützung, paar- und familientherapeutische Angebote in Anspruch zu nehmen.

8. Ich lebe mit meinem Partner zusammen und eigentlich haben wir eine glückliche Beziehung, aber seit der Krebsbehandlung habe ich keine Lust auf Sex. Ich habe Angst, dass dies eine Belastung werden könnte. Was kann ich tun?

Es ist wichtig, dass Sie Ihrem Partner mitteilen, wenn Sie keine Lust auf Sex haben. Dies ist meist schwierig, gerade dann, wenn sich der Partner zurückgewiesen fühlt. Es kann helfen, wenn Sie erklären, wie Sie sich fühlen und ob es z. B. in Ordnung wäre, »nur« zu kuscheln, wenn Ihnen danach ist. Hält Ihre Lustlosigkeit längere Zeit an, kann es hilfreich sein, mit Ihrem Partner über alternative sexuelle Praktiken zu sprechen wie z. B. Masturbation oder andere, wenig anstrengende Praktiken. Die Sexualität betrifft immer beide Partner und es ist ein Bereich, in dem beide schnell verletzt sein können, sich bedrängt, zurückgewiesen oder unattraktiv fühlen können. Es ist wichtig, darüber offen zu sprechen. Hilfreich kann auch sein, sich alleine psychologische Unterstützung zu suchen oder gemeinsam Unterstützung bei einer Paartherapie.

9. Seit der Behandlung und durch die Medikamente fühle ich mich unattraktiv und vermeide den intimen Kontakt mit meinem Partner. Wird sich dies im Verlauf der Erkrankung wieder verbessern?

Sexuelle Probleme treten sehr häufig während oder nach der Behandlung einer Krebserkrankung auf und sind meist auch durch diese verursacht. Erkrankung und Behandlung können zu folgenden Funktionseinschränkungen führen: Erektionsproblemen oder Erregungsschwäche, Scheidentrockenheit, Schmerzen beim Geschlechtsverkehr, weiterhin zu Orgasmusschwierigkeiten, vorzeitiger oder ausbleibender Ejakulation, zu Beeinträchtigungen des Körperbilds und Scham (sich unattraktiv fühlen), zu Gefühlen wie Ängsten und Traurigkeit, die die Freude an Sexualität einschränken sowie zu Veränderungen der Beziehung und der individuellen Rollen. Zu den behandlungsbedingten Faktoren, die die Sexualität und die Freude an der Sexualität beeinträchtigen können zählen z. B. Operationen wie eine Brustamputation, die Entfernung der Prostata oder ein künstlicher Darmausgang. Andere Patienten fühlen sich durch den Haarausfall während der Chemotherapie oder Narben sexuell unattraktiv. Weitere häufige Gründe sind die psychische Belastung und Gefühle von Niedergeschlagenheit und Trauer. Alle diese Probleme sind häufige und verständliche Sorgen und Belastungen, die Betroffene berichten. Es ist schwierig, genau vorherzusagen, ob und wie die Behandlung die Sexualität beeinträchtigen wird. Manche Menschen werden eher schnell zu ihrem früheren Sexualleben zurückfinden, andere werden Zeit brauchen, um Veränderungen zu akzeptieren und neue Wege der Sexualität für sich zu finden. Paare haben eine unterschiedliche Offenheit, über Sexualität und Intimität zu sprechen. Es ist dennoch wichtig, eigene Befürchtungen oder Probleme offen mit dem Partner zu besprechen. Hilfreich kann auch sein, wenn Sie Ihrem Partner sagen, dass Ihre fehlende Lust auf Sex nicht bedeutet, dass Sie Ihren Partner nicht lieben und wertschätzen.

10. Ich lebe zurzeit allein, möchte aber wieder eine Partnerschaft eingehen. Dies ist ein großes Problem für mich, wann soll ich über die Krebserkrankung sprechen? Gibt es einen richtigen Zeitpunkt?

Wann Sie einem neuen Partner mitteilen, dass Sie an Krebs erkrankt sind, hängt ganz von Ihnen ab und der Qualität der Beziehung. Es ist vielleicht nicht ratsam, gleich beim ersten Date darüber zu sprechen, aber vielleicht auch nicht, Monate zu warten. Es ist schwierig zu entscheiden und jeder muss sicher eine eigene Antwort für sich darauf finden. Sie sollten sich überlegen, was für Sie wichtig ist und ob Sie sich wohl fühlen, mit dem neuen Partner darüber zu sprechen.

11. Ich fühle mich einsam. Meine Familie kümmert sich um mich, aber trotzdem fühle ich mich innerlich alleine. Wie kann ich mit diesem Gefühl umgehen?

Eine Krebserkrankung kann trotz oder vielleicht gerade aufgrund vielfältiger schwieriger Situationen dazu beitragen, die familiären Beziehungen zu stärken. Diese Situationen können aber auch dazu führen, dass ein Patient von den anderen Familienmitgliedern isoliert wird. Betroffene können sich selbst als anders und abseits von den übrigen Familienmitgliedern empfinden. Dabei können die Beziehungen zu den anderen Familienmitgliedern eine Quelle von Unstimmigkeiten, Enttäuschungen und Konflikten sein, wenn die erwartete und die tatsächlich erhaltene Unterstützung nicht übereinstimmen. Das Gefühl, alleine zu sein, einsam zu sein, auf sich selbst gestellt zu sein, berichten einige Patienten, auch dann, wenn ein Partner oder eine Familie vorhanden sind. Das Gefühl der Einsamkeit entsteht meist aus dem Eindruck, nicht wirklich verstanden zu werden, oder aufgrund äußerer Veränderungen und dem Gefühl, nicht »dazu« zu gehören, anders zu sein. Das Gefühl der Einsamkeit wird sich meist verringern, wenn der Betroffene offen über seine Gefühle und Gedanken, Sorgen und Ängste sprechen oder sich mit anderen Betroffenen zusammen austauschen kann, die ähnliches erlebt haben. Manchmal kann es schwierig sein, mit dem Partner oder Angehörigen über die eigenen Sorgen zu sprechen. Menschen gehen unterschiedlich mit Belastungen um. Vielleicht fällt es Ihnen selbst schwer, den Anfang zu machen, vielleicht sind aber auch der Partner oder die Angehörigen unsicher, wie sie offen über die Belastungen sprechen können. Psychologische Unterstützungsangebote können helfen, über Sorgen und Probleme offen zu sprechen. Auch Selbsthilfegruppen und Internetangebote werden von vielen Betroffenen als hilfreich erlebt, weil sie sehen, dass sie nicht alleine sind.

12. Ich habe Leukämie. Ich bin mir unsicher, ob ich meinen Kindern sagen soll, dass ich Krebs habe. Ich möchte sie nicht belasten.

Mit den Kindern über die eigene Erkrankung zu sprechen, kann sehr schwierig sein und auf beiden Seiten – bei Ihnen und bei Ihrem Kind/ Ihren Kindern – schmerzhafte Gefühle und Traurigkeit auslösen. Ein Kind

in einer für die Familie insgesamt schwierigen Situation einzubeziehen,
Vertrauen zu schenken und es teilhaben zu lassen an dem, was passiert,
kann sich für Kinder sehr unterstützend und hilfreich auswirken, kurz-
wie längerfristig. Im Gegensatz dazu spüren Kinder meist sehr früh, dass
etwas nicht stimmt, dass etwas »Schlimmes« passiert ist, die Eltern als
wichtigste Bezugspersonen belastet sind und sich häufig der Alltag verändert. Das Verschweigen kann bei Kindern Ängste auslösen sowie Gefühle
der Fremdheit, des Ausgestoßen-Seins und der Schuld. Kinder sind ein
Teil der Familie und wenn der Familie etwas widerfährt wie eine Erkrankung, sollten auch sie als Familienmitglieder einbezogen werden. Das Verschweigen der Krebserkrankung kann bei Kindern darüber hinaus die Vorstellung auslösen oder verstärken, dass Krebs etwas so furchtbares sei,
über das nicht gesprochen werden darf. Dies kann bei Kindern starke
Ängste vor Krebs oder auch anderen Erkrankungen auslösen. Kinder erfahren die Wahrheit häufig auch durch jemand anderen oder erhalten irre-
führende oder ängstigende Informationen in der Schulklasse, im Internet
oder durch das Fernsehen. Ein offener Umgang kann Ihrer ganzen Familie
helfen, sich einander näher und verstanden zu fühlen. Sie müssen keine
falsche »Fassade« wahren. Darüber hinaus kann eine Krebserkrankung in
der Familie eine Möglichkeit für Kinder sein, von den Eltern zu lernen, mit
schwierigen Situationen und unangenehmen Gefühlen umzugehen.

»Ich hatte Sorgen, unseren beiden Jungs die Diagnose mitzuteilen. Alexander
war sieben und Jan gerade erst fünf. Aber meine Frau und ich wollten sie nicht
im Ungewissen lassen, und wollten nicht zu lange warten. Wir haben die ersten
Untersuchungen abgewartet und als wir mehr Klarheit hatten, haben wir mit
den beiden gesprochen. Ich habe gedacht, dass Kinder doch eine große Fähigkeit
besitzen, mit schwierigen Situationen und schmerzhaften Informationen umzu-
gehen, die man als Erwachsener manchmal unterschätzt. Natürlich war das ein
sehr emotionales Gespräch, manche Fragen waren schwer zu beantworten. Am
meisten hat es mich gerührt, dass Alexander nach einer Weile meinte, er wolle
jetzt schnell erwachsen werden und ich brauche mir keine Sorgen machen.
Meine Frau hat dies gleich gesehen, sie sollten durch die Erkrankung nicht über-
fordert werden. Wir haben über alles gesprochen, nicht nur dieses eine Mal, über
Veränderungen und über das, was sich nicht verändern wird. Die Kinder sind
mir eine große Stütze in dieser schweren Zeit gewesen, und sind es natürlich
noch immer. Sie einfach zu sehen, auch wenn wir Zeiten hatten, in denen sie
sehr traurig und zurückgezogen waren. Ich hätte ihnen vieles gerne erspart,

ihnen manchmal mehr Leichtigkeit gewünscht. Aber ich denke, wir haben das Beste draus gemacht, mit all den Höhen und Tiefen.«
(Matthias, 37 Jahre, an Morbus Hodgkin erkrankt)

13. Ich bin mir nicht sicher, ob ich es schaffe, meinen Kindern zu sagen, dass ich Krebs habe. Ich habe Angst, dass ich von meinen Gefühlen überwältigt werde und ich anfange zu weinen. Kann ich mir Unterstützung holen?

Als Eltern sind Sie eine wichtige Bezugsperson für Ihre Kinder. Wenn Sie sich in der Lage dazu fühlen, ist es hilfreich, wenn Sie Ihren Kindern selbst sagen, dass Sie erkrankt sind. Sie können natürlich auch eine andere Person, z. B. eine den Kindern vertraute Schwester, einen Bruder oder Ihre Eltern bitten, dies zu tun. Sie sollten aber bei dem Gespräch anwesend sein, damit Sie genau wissen, was Ihr Kind weiß, Sie Fragen beantworten und emotional da sein können, Ihr Kind drücken, in den Arm nehmen können. Emotionen sind bei einem solchen Gespräch »erlaubt«. Wenn Sie Emotionen zeigen, z. B. weinen, dann erlauben Sie dies auch Ihren Kindern und es kann für alle Beteiligten sehr entlastend sein, der Trauer über die Nachricht Ausdruck zu verleihen. Eine klare und einfache Sprache ist die Beste. Stimmen Sie sich vor dem Gespräch mit Ihrem Kind/Ihren Kindern gemeinsam mit Ihrem Partner ab, was Sie in welcher Form mitteilen wollen, damit Sie als Einheit auftreten. Wenn Sie sich unsicher sind, wie Sie sich am besten verhalten, können Sie auch eine Beratung bei einer Kinder- und Jugendpsychologischen Einrichtung in Anspruch nehmen.

14. Wann ist denn der richtige Zeitpunkt, um den Kindern die Diagnose mitzuteilen?

Ein guter Zeitpunkt, die Diagnose mitzuteilen, ist der, wenn Sie Selbst Klarheit über Ihre Diagnose haben. Es ist nicht notwendig, alle Informationen in einem einzigen Gespräch mitzuteilen. Denken Sie daran, wie viel oder wenig Sie selbst bei der Diagnosemitteilung aufnehmen konnten. Nach der Diagnosemitteilung können Sie Ihren Kindern z. B. mitteilen, dass Sie an einer Krankheit erkrankt sind, die Krebs heißt, und informieren Sie in einem angemessenen und verständlichen Ausmaß über die Erkrankung und die bevorstehenden Behandlungen. Sie können z. B. sagen *»Ich bin krank, diese Krankheit nennt man Krebs. Ich habe einen Knoten in der Brust, das sind Zellen, die zu schnell wachsen und einen Knoten bilden. Deshalb werde ich operiert, d. h. diese Zellen werden durch einen Doktor entfernt und dann bekomme ich Medikamente und eine Behandlung, damit es mir hoffentlich schnell wieder besser geht. Es kann sein, dass ich durch die Behandlung meine Haare verliere und ich manchmal müde bin. Das ist nichts schlimmes, sie wachsen wieder nach und Oma wird uns in dieser Zeit unterstützen, damit immer jemand für Dich da ist und mit Dir Deine Hausaufgaben macht.«* Wenn Sie schon vor der Diagnosemitteilung das Gefühl haben, Sie möchten mit Ihren Kindern darüber sprechen, können Sie auch dies tun. Sie können z. B. sagen, dass Sie beim Arzt waren und nun auf das Ergebnis der Untersuchung warten. Versuchen Sie, die Informationen auf die gegenwärtige Situation zu beschränken. Zu viele Informationen z. B. über zukünftige Behandlungen und Nebenwirkungen können Kinder überfordern und ängstigen. Informieren Sie deshalb zeitnah dann, wenn Untersuchungen oder Behandlungen tatsächlich relevant werden. Beantworten Sie alle Fragen, die Ihr Kind vielleicht stellt und versichern Sie es auch, dass Sie ihm alle Veränderungen und Belange, die Ihre Gesundheit betreffen, mitteilen werden.

15. Gibt es einen geeigneten oder weniger geeigneten Ort, mit meinem Kind über die Erkrankung zu sprechen?

Es sollte in jedem Fall ein Ort sein, der dem Kind vertraut ist und an dem alle Beteiligten sich wohl fühlen. Das kann die Küche sein, das Wohnzimmer, auch das Kinderzimmer. Manchmal kann auch ein Spaziergang in der Natur hilfreich sein. Bereiten Sie sich ggf. mit Ihrem Partner auf das Gespräch vor, bevor Sie mit Ihren Kindern sprechen. Dies beinhaltet auch Fragen, die Ihre Kinder stellen könnten, z. B. wie es jetzt weitergeht, ob Sie wieder gesund werden etc. Wenn möglich, sprechen Sie mit Ihren Kindern tagsüber, damit genug Zeit bleibt, alle Fragen zu stellen, zu beantworten und ggf. am Abend noch gemeinsame Aktivitäten gestaltet werden können (z. B. gemeinsam das Abendessen zuzubereiten), die ein Gefühl der Zusammengehörigkeit vermitteln. Es ist wichtig, den Kindern Zeit zu geben und Zeit mit ihnen zu verbringen, damit Sie die Informationen gut verarbeiten können aber auch das Gefühl haben, die Situation mit gestalten zu können.

16. Gibt es etwas, das ich unbedingt berücksichtigen sollte, bevor ich mit meinen Kindern spreche?

Sie sollten sich auf dieses Gespräch (oder mehrere Gespräche vorbereiten). Machen Sie sich zunächst Ihre eigenen Gefühle, Sorgen und Ängste bewusst, aber auch Lösungsmöglichkeiten oder bereits getroffene Entscheidungen (z. B. Ihre Mutter/Ihr Vater wird eine zeitlang bei Ihnen wohnen). Wenn Sie mehrere Kinder haben, kann es hilfreich und entlastend sein, sie zunächst gemeinsam zu informieren. Aufgrund von Altersunterschieden kann es aber auch notwendig sein, mit Ihren Kindern jeweils noch einmal alleine zu sprechen und ihnen verschiedene Dinge zu erklären. Passen Sie Ihre Sprache und die Wortwahl dem Alter und Entwicklungsstand Ihrer Kinder an. Sie kennen Ihre Kinder am Besten. Machen Sie sich vorher Gedanken, wie Ihr Kind reagieren könnte (sich z. B. überfordern, zurückziehen, rebellieren könnte) und versuchen Sie, Ihr Kind zu entlasten, indem Sie z. B. sagen, dass niemand an der Erkrankung Schuld hat. Versuchen Sie auch, zu erfragen, ob Ihr Kind alles verstanden hat, und ermutigen Sie es, alle Fragen zu stellen, die es hat. Nachfolgend ist eine Liste mit Empfehlungen aufgeführt, die hilfreich sein können (nach *Macmillan Cancer Support*, www.macmillan.org.uk).

- Teilen Sie Ihrem Kind mit, was genau passiert ist, und versuchen Sie, Einzelheiten der Erkrankung in verständlichen Worten zusammenzufassen (z. B. *»In meinem Körper sind Zellen zu einem Knoten gewachsen, der dort nicht hätte wachsen dürfen. Man nennt dies Krebs. Die Ärzte haben den Knoten in der Operation, die ich hatte, entfernt.«*).
- Erklären Sie Ihrem Kind, was als nächstes geplant ist und was voraussichtlich passieren wird (z. B. *»Jetzt werde ich erst einmal behandelt, damit der Krebs nicht wiederkommt. Wenn Du irgendwelche Fragen zu Krebs hast, kannst Du sie jederzeit stellen. Manchmal hört man beängstigende Dinge über Krebs, aber es gibt viele verschiedene Formen. Ich sage Dir alles, was man über die Krebserkrankung, die ich habe, weiß.«*).
- Schaffen Sie ein Gefühl von Hoffnung ohne Dinge zu versprechen, die Sie nicht halten können (z. B. *»Die Operation ist gut verlaufen. Jetzt hoffe*

ich ganz fest, dass die Therapie, die ich machen muss, wirksam ist und der Krebs nicht wiederkommt. Jetzt aber ist erst einmal wichtig, dass wir diese Zeit meistern.«).

- Versichern Sie Ihrem Kind, dass es immer geliebt wird und dass für es gesorgt werden wird, egal was passiert.
- Hören Sie Ihrem Kind zu, um zu erfahren, ob und wobei es Hilfe und Unterstützung braucht.
- Beantworten Sie die Fragen Ihres Kindes auf einfache Art und Weise, aber lügen Sie nicht.
- Fragen Sie Ihr Kind, was es über Krebs weiß, was es denkt, und erklären Sie ihm alles, so gut Sie können. Klären Sie ggf. Missverständnisse und Fehlwahrnehmungen auf.
- Fragen Sie Ihr Kind, ob es etwas gibt, über das es sich im Besonderen sorgt.
- Seien Sie ehrlich.
- Lassen Sie Ihr Kind wissen, in welcher Art und Weise die Situation Ihre eigenen Gefühle beeinflusst (z. B.»*Krank zu sein, macht mich im Moment häufig traurig. Du bist eine große Hilfe, aber es ist völlig in Ordnung, wenn Du auch traurig bist – oder wütend oder auch glücklich ... Unsere Gefühle schwanken manchmal und verändern sich, aber wir haben Dich immer lieb.*«).

7 Psychosoziale Unterstützungsmöglichkeiten und Hilfen
Fragen zu psychosozialen Unterstützungsangeboten

Krebs ist eine Erkrankung, die in längerfristiger Perspektive mit häufigen Krankenhausaufenthalten, mit Therapieerfolgen ebenso wie mit -misserfolgen und Komplikationen, Fort- und Rückschritten einhergeht. Professionelle Beratungs- und Unterstützungsangebote können dazu beitragen, Informationen und Gespräche zu erhalten, die zur Klärung der persönlichen Situation beitragen und helfen, neue Wege und Perspektiven im Umgang mit der Erkrankung kennen zu lernen, und emotionale Belastungen zu reduzieren.

1. Was ist eigentlich Psychoonkologie?

Die Psychoonkologie ist eine relativ junge Fachdisziplin, die sich mit Fragen psychosozialer Aspekte bei Krebserkrankungen beschäftigt. Die Auswirkungen der Krebserkrankung auf die Psyche und das Befinden von Patienten und Angehörigen, die familiäre wie soziale Situation und der Erhalt der Lebensqualität stehen dabei im Vordergrund. Die psychoonkologische Wissenschaft beschäftigt sich u. a. mit psychologischen Merkmalen als (mit)verursachenden Faktoren von Krebs, mit psychischen und sozialen Belastungen der Erkrankung und onkologischen Behandlung, mit emotionalen und verhaltensbezogenen Einflüssen auf den Krankheitsverlauf, mit der Lebensqualität, mit partnerschaftlicher, familiärer und sozialer Unterstützung sowie mit der Gestaltung und der Wirksamkeit psychoonkologischer Unterstützungsangebote.

2. Was sind eigentlich die Ziele einer Psychotherapie bei Krebspatienten?

Psychotherapie oder unterstützende psychotherapeutische Gespräche bei Krebspatienten zielen auf den Erhalt oder die Verbesserung der Lebensqualität der Patienten und der Angehörigen. Dazu gehört z. B. die Verbesserung der Kommunikation zwischen Patient, Partner und Angehörigen, die Reduktion von krankheits- oder behandlungsbedingten Symptomen wie z. B. Übelkeit, Schmerzen oder Schlafstörungen sowie die Reduktion von Ängsten, depressiven Syndromen, Hoffnungslosigkeit und Hilflosigkeit. Weitere Zielsetzungen sind die Unterstützung beim Umgang mit Krankheits- und Behandlungsfolgen, die Stärkung des Selbstwertgefühls und der Selbstverantwortung sowie die Förderung von Gesundheitsverhalten (z. B. Raucherentwöhnung, Ernährungsberatung).

3. Ich habe gehört, dass es in Krankenhäusern einen psychologischen Dienst gibt. Wie kann ich diesen in Anspruch nehmen? Ist es hilfreich?

Viele Universitätskliniken, Krebszentren und größere Krankenhäuser bieten stationäre oder ambulante psychosoziale Unterstützungsangebote für Krebspatienten und häufig auch deren Angehörige an. Wann kann man einen solchen Dienst in Anspruch nehmen? Bei Belastungen durch die Diagnose und die bevorstehende Behandlung wie Operationen oder Chemotherapien, bei Problemen bei der Behandlung und möglichen Behinderungen, bei psychischen Belastungen wie Ängsten, Depressivität, Trauer und Wut oder bei Schwierigkeiten, mit Angehörigen oder dem Behandlungsteam zu sprechen. In manchen Kliniken ist ein Mitglied des psychologischen Behandlungsteams direkt auf der Station tätig, in anderen Kliniken wird ein Mitglied des psychologischen Behandlungsteams bei Bedarf auf eine Station kommen im Sinne einer konsiliarischen Beratung. Es kann überaus hilfreich sein, ein solches Gespräch oder mehrere Gespräche in Anspruch zu nehmen, gerade dann, wenn man das Gefühl hat, von Ängsten oder Traurigkeit überwältigt zu werden.

4. Ich habe schon mal ein psychologisches Gespräch in Anspruch genommen, aber das hat mir gar nichts gebracht. Gibt es etwas, worauf ich achten kann?

Einen Psychologen oder Psychotherapeuten zu finden, mit dem man ein gutes, vertrauensvolles Verhältnis aufbauen kann, kann ähnlich schwierig sein, wie einen Arzt zu finden, dem man vertraut. Manchmal hat man gleich am Anfang Glück und manchmal muss man zu verschiedenen Therapeuten gehen, um den richtigen für sich zu finden. Häufig ist es auch schwierig einen Psychologen zu finden, der sich mit den Problemen bei Krebspatienten auskennt und diese behandelt. Insbesondere in ländlichen Gegenden kann dies viel Geduld oder lange Anfahrtswege bedeuten. Krebsberatungsstellen werden Ihnen Adressen vermitteln. Hilfreich ist es auch, sich im Vorfeld zu überlegen, was eigene Ziele sind, die Sie in der Therapie bearbeiten möchten. Manche Patienten können dies konkret formulieren wie z. B. »Ich möchte lernen, besser mit meine Ängsten umzugehen«, andere formulieren dies allgemeiner wie z. B. »Ich möchte, dass es mir wieder besser geht« oder »Ich will endlich wieder Licht am Ende des Tunnels sehen.« Wichtig ist auch, zu wissen, dass eine Psychotherapie eine aktive Mitarbeit des Patienten und damit auch die Motivation erfordert, etwas verändern zu wollen. Der Psychotherapeut ist kein Zauberer, der unangenehme Gefühle einfach »wegmachen« kann. Psychotherapie kann anstrengend sein, wenn es z. B. um die Aufarbeitung von Themen geht, die Ängste betreffen, Verluste, partnerschaftliche Probleme und persönliches Leiden.

5. Wer bezahlt eigentlich eine Psychotherapie?

Die Kosten für eine Psychotherapie werden in der Regel von der Krankenkasse übernommen, sofern es sich um eine psychische Störung mit »Krankheitswert« handelt. Ob eine solche psychische Störung vorliegt, kann durch einen kassenzugelassenen Psychologischen Psychotherapeuten oder einen Arzt festgestellt werden. Der Psychotherapeut wird nach dem Erstgespräch und den ersten Probesitzungen (so genannte probatorische Sitzungen) einen Antrag an die Krankenkasse schicken, in dem die Problemlagen des Patienten einschließlich Diagnose und eines Therapieplans dargelegt werden. Zu den psychischen Störungen gehören u. a. Angststörungen, Depressionen, Verhaltensstörungen, Essstörungen, psychosomatische Störungen, Süchte, Zwangsstörungen und Persönlichkeitsstörungen. Die gesetzlichen Krankenkassen bezahlen nur Behandlungen nach den derzeit anerkannten »Richtlinienverfahren«. Dies sind Verhaltenstherapie, Psychoanalyse und tiefenpsychologisch fundiertes Verfahren. Private Krankenkassen übernehmen teilweise auch die Kosten anderer Verfahren. Im Zweifelsfall fragen Sie bei Ihrer Krankenkasse nach.

6. Ich habe die Befürchtung, man könnte denken, ich sei verrückt oder zu schwach, um mit meinen Problemen alleine zurechtzukommen, wenn ich psychologische Unterstützung in Anspruch nehme. Wie kann ich dies vermeiden?

Leider haften psychischen Problemen und der Psychotherapie noch immer Vorurteile an, z. B. dass der Betroffene zu schwach sei, um alleine mit seinen Problemen fertig zu werden oder er selbst sei schuld an seinen Problemen und müsse nur genügend Willenskraft aufbringen, um sie zu vermeiden. Dies hat sich zwar in den letzten Jahren erfreulicherweise gebessert, stellt aber noch immer einen Hinderungsgrund dar, psychologische Unterstützung in Anspruch zu nehmen. Sie können nicht beeinflussen, was andere Menschen über Sie denken. Wichtig ist allein, dass Sie psychologische Unterstützung in Anspruch nehmen, wenn Sie das Gefühl haben, Hilfe zu benötigen. Oft ist es auch hilfreich, Unterstützung früh in Anspruch zu nehmen, um eine Verschlimmerung der Belastungen zu vermeiden und frühzeitig Entlastung zu suchen.

7. Ich habe gehört, dass sich Psychotherapie bei Krebspatienten und Angehörigen von der Psychotherapie bei körperlich Gesunden unterscheidet. Stimmt dies und wenn ja, warum?

Dies ist richtig. Die psychoonkologische Begleitung von Patienten mit einer Krebserkrankung und Angehörigen ist weniger psychotherapieschulenspezifisch (Psychoanalyse, Tiefenpsychologie oder Verhaltenstherapie), sondern verfolgt einen unterstützenden (so genannten supportiven) Ansatz, der sich sehr viel stärker am Gesundheitszustand, körperlichen Symptomen und den Bedürfnissen des Patienten und der Angehörigen orientiert. Im Unterschied zu körperlich gesunden Patienten, die eine Psychotherapie in Anspruch nehmen, besteht bei Krebspatienten häufig eine Vielzahl von körperlichen, behandlungsbedingten, psychosozialen und emotionalen Problemen, die sich gegenseitig (mit-)bedingen. Die psychotherapeutischen Sitzungen erfolgen zuweilen über einen kürzeren Zeitraum in Abhängigkeit vom Krankheitsverlauf des Patienten.

8. Bei der Behandlung von Krebserkrankungen fällt immer wieder der Begriff der Lebensqualität. Was ist damit eigentlich gemeint?

Der Begriff der Lebensqualität geht auf den von der Weltgesundheitsorganisation (WHO) definierten Begriff der »Gesundheit« als vollständiges körperliches, seelisches und soziales Wohlbefinden zurück. Demnach umfasst Lebensqualität das subjektive körperliche, psychische Befinden, die Funktionsfähigkeit im Alltag und die soziale Integration einer Person.

9. Welche psychosozialen Unterstützungsmöglichkeiten gibt es für Patienten und Angehörige?

Psychotherapeutische Beratungs- und Unterstützungsangebote umfassen ein breites Spektrum und können zum Teil ambulant oder stationär im Akutkrankenhaus, in der onkologischen Rehabilitationsklinik, in ambulanten Schwerpunktpraxen und in psychologischen Beratungs- und Krebsberatungsstellen wahrgenommen werden. Zu diesen Angeboten zählen Beratung und Information, Einzelgespräche, Gruppentherapeutische Angebote, Kriseninterventionen, Entspannungsverfahren, Kunst-, Musik- und Ergotherapie, Paar- und Familiengespräche, Sozialarbeiterische Beratung und Hilfen sowie Sterbebegleitung und Seelsorge. Diese Angebote dienen dem Erhalt bzw. der Verbesserung der Lebensqualität, der Entlastung und Stabilisierung des psychischen Befindens, der Reduktion von Neben- und Folgewirkungen der Behandlung sowie Information und Unterstützung bei der Bewältigung der Krankheits- und Behandlungsfolgen. Für Angehörige steht darüber hinaus die Förderung der Kommunikation, Information über Reaktionen auf die Erkrankung, Entlastung sowie Information über Unterstützungsmöglichkeiten im Vordergrund.

10. Kann Psychotherapie das Leben verlängern?

Es gibt zahlreiche wissenschaftliche Studien, die untersucht haben, ob eine psychotherapeutische Behandlung die Lebenszeit verlängern kann z. B. durch den Abbau von Belastungen und die Förderung des Ausdrucks von Emotionen. Die gegenwärtige Befundlage zeigt, dass es zwar einige

Studien gibt, die Zusammenhänge finden, die überwiegende Mehrzahl an methodisch sehr guten Untersuchungen zeigt keine Verlängerung der Lebenszeit. Die Studien zeigen aber übereinstimmend einen positiven Einfluss auf eine Verbesserung des psychischen Befindens und der Lebensqualität der Betroffenen.

Erklärung der Fachausdrücke

Adjuvante Therapie: »Unterstützende« Therapieform. Wenn nach der primären Therapie kein Tumor mehr nachweisbar ist, aber das Vorhandensein einzelner Tumorzellen nicht ausgeschlossen werden kann, wird adjuvant therapiert (z. B. adjuvante Hormontherapie, adjuvante Chemotherapie).

Alternativmedizin/alternative Heilmethoden: Ist eine Bezeichnung für unterschiedliche Behandlungsmethoden, die die sich als Alternative zur wissenschaftlich begründeten Medizin verstehen (Schulmedizin), d. h. wissenschaftlich in der Regel nicht offiziell anerkannt sind.

Angststörung: Ist eine psychische Störung, bei der die Furcht vor einem Objekt oder einer Situation oder unspezifische Ängste im Vordergrund stehen. Es handelt sich dabei um eine der realen Situation unangemessen hohe Angst. Zu den Angststörungen gehören die Panikstörung, Phobien und die generalisierte Angststörung. Typische Angstsymptome sind u. a. Herzklopfen, Pulsbeschleunigung, Schwindel, Schweißausbruch, Zittern, Beben, Mundtrockenheit, Hitzewallungen, Sprachschwierigkeiten, Atembeschwerden, Beklemmungsgefühl, Brustschmerzen, Übelkeit, Erbrechen, Durchfall. Auch Bewusstseinsstörungen, z. B. das Gefühl, verrückt zu werden, das Gefühl, dass Dinge unwirklich sind oder man selbst »nicht richtig da« ist, dass man nicht mehr die Kontrolle über die eigenen Gedanken hat, Benommenheit, Schwindel, Angst zu sterben, gehören dazu.

Anpassungsstörung: Eine Anpassungsstörung ist eine Reaktion auf einmalige oder fortbestehende belastende Ereignisse. Sie gehen häufig mit gemischt ängstlicher und depressiver Symptomatik einher. Weitere Symptome sind u. a. emotionale Beeinträchtigungen, verändertes Sozialverhalten, evtl. sozialer Rückzug, Gefühle der Leere, Grübeln und Gedankenkreisen, gesteigerte Sorge, Freudlosigkeit und Trauer.

Anschlussrehabilitation (AHB/AR): Ist eine Rehabilitationsmaßnahme, die im unmittelbaren Anschluss an eine Krankenhausbehandlung oder eine ambulante Operation erfolgt und zur Weiterbehandlung erforderlich ist. Sie muss innerhalb von 14 Tagen nach der Entlassung beginnen, möglichst jedoch direkt im Anschluss an einen Krankenhausaufenthalt.

Antiöstrogene: Sind Hemmstoffe des körpereigenen Hormons Östrogen. Sie spielen eine wichtige Rolle bei der Brustkrebstherapie.

Autogenes Training: Ist eine Entspannungsübung, die sich aus mehreren Übungseinheiten zusammensetzt. Dabei wird das Ziel verfolgt, sich auf seinen Körper zu konzentrieren und sich selbst in einen Zustand der Entspannung zu versetzen. Bekannt sind u. a. die Schwereübung (z. B. *»Mein Arm ist ganz schwer«*), die Wärmeübung (z. B. *»Meine Hände sind warm«*, die Atemübung (z. B. *»Mein Atem ist ganz ruhig.«*), die Bauchübung, die Herzübung und die Stirnübung. Es können auch Vorstellungen von Bildern und Situationen zur Entspannung dazugenommen werden. Autogenes Training ist besonders hilfreich bei Stress und innerer Unruhe, Schlafstörungen, Muskelverspannungen und Bluthochdruck.

Biopsie: Entnahme einer Gewebeprobe.

Chemotherapie: Behandlung mit Zytostatika, in deren Verlauf Tumorzellen abgetötet oder am Wachstum gehindert werden.

Computertomographie (CT): Schichtweises Röntgen. Die einzelnen Schichten werden durch den Computer zusammengesetzt, sodass sich ein dreidimensionales Bild ergibt.

Depression: Ist eine psychische Störung im Bereich der affektiven Störungen. Eine klinische Depression ist durch das Vorhandensein so genannter Kernsymptome, nämlich einer niedergeschlagenen Stimmung oder den Verlust an Interesse und Freude gekennzeichnet. Weitere Symptome beziehen sich auf den Antrieb, auf psychomotorische Veränderungen, Kognition sowie vegetative und somatische Beschwerden. Die Symptome sind intensiver, höher in ihrer Anzahl und länger in ihrer Dauer als bei »normaler« Niedergeschlagenheit und sie beeinträchtigen spürbar das Leben der Person.

Diagnose: Erkennung und Benennung einer Krankheit.

Distress: Allgemeine psychische Belastung, d. h. ein breites Spektrum von unangenehmen emotionalen Erfahrungen psychischer, sozialer oder spiritueller Art, das von normalen Gefühlen der Verletzlichkeit, Traurigkeit und Angst bis hin zu stark einschränkenden Problemen wie Depression, Angststörungen, Panik, sozialer Isolation und spirituellen Krisen reicht.

Endoskop, endoskopisch: Ein mit einer Lichtquelle versehenes Instrument zur Untersuchung von Hohlorganen und Körperhöhlen (z. B. Darm, Magen, Bronchien).

Entspannungsverfahren: Sammelbegriff für verschiedene Methoden zur Entspannung der Muskulatur, zur Reduktion von Stress und zur Steigerung der körpereigenen Abwehrkräfte (u. a. Autogenes Training, Progressive Muskelentspannung).

Ergotherapie: Auch »Beschäftigungstherapie«, wird häufig in Rehabilitationskliniken durchgeführt. Durch Verbesserung, Wiederherstellung oder Kompensation der beeinträchtigten Fähigkeiten und Funktionen soll dem Patienten eine möglichst große Selbstständigkeit und Handlungsfreiheit im Alltag ermöglicht werden. Durch kreative Beschäftigung gelingt es Patienten darüber hinaus, psychische Probleme besser zu bewältigen und so ihre Erkrankung besser zu verarbeiten.

Fatigue: Bedeutet Müdigkeit und Erschöpfung. Innerhalb der Medizin gibt es unterschiedliche Krankheitsbilder, die mit Müdigkeit einhergehen, vor allem chronische Erkrankungen. Bei einer Krebserkrankung bedeutet Fatigue eine außerordentliche Müdigkeit, mangelnde Energiereserven oder ein stark erhöhtes Ruhebedürfnis, das unverhältnismäßig zu vorangegangenen Aktivitätsänderungen ist.

Früherkennung: Maßnahmen, um eine Krebserkrankung so früh wie möglich festzustellen (und damit die Heilungschancen zu verbessern).

Hämatologische Erkrankung: Erkrankung der blutbildenden Organe (z. B. Leukämien, Lymphomerkrankungen).

Histologie: Lehre von den Geweben des Körpers. Bei der histologischen Untersuchung wird das entnommene Gewebe auf seine einzelnen Bestandteile untersucht. Die histologische Untersuchung dient der Diagnose oder Differentialdiagnose bei Verdacht auf einen Tumor.

Hormone: Informationsüberträger der Botenstoffe zwischen den verschiedenen Zellarten des Organismus, die in dafür spezialisierten Drüsen gebildet werden.

Hormonrezeptoren: »Empfänger« oder Bindungsstellen für Hormone auf oder in Körperzellen, über die eine Botschaft in die Zelle vermittelt wird.

Hormontherapie: Behandlung mit Hormonen, wird als Krebstherapie (z. B. bei Brust- und Prostatakrebs) auch mit anderen Verfahren kombiniert.

Hypnotherapie: Eine Richtung der Psychotherapie. Charakteristisch aber nicht notwendig ist der Einsatz von Suggestion und die Einleitung und Nutzung eines veränderten Bewusstseinszustandes. Dieser Bewusstseinszustand wird Trance genannt. Mit Hypnotherapie werden Therapieformen zusammengefasst, die das vorhandene Wissen über die Wirkung von Trance und Suggestionen therapeutisch nutzen.

Hypothese: Eine Aussage, der Gültigkeit unterstellt wird, die aber (noch) nicht bewiesen ist.

Immunsystem: Abwehrsystem unseres Körpers gegen körperfremde Stoffe oder Organismen (z. B. Bakterien oder Viren).

Immuntherapie: Behandlung von Patienten unter Ausnutzung der körpereigenen Immunfunktionen, um Tumore oder Infekte abzuwehren.

Karzinome: Sind Krebserkrankungen, die von Zellen im Deckgewebe von Haut oder Schleimhaut (Epithel) ausgehen.

karzinogen: Krebserzeugend

Kompatibilität: Verträglichkeit, Vereinbarkeit

Kontraindikation: Ein bestehendes Risiko einer Therapie, d. h. die Therapie ist nicht einsetzbar.

Krebs: Unkontrolliertes Wachsen von Körperzellen. Krebserkrankungen führen in der Regel zu Tumoransiedelungen, die in das normale Gewebe eindringen. Im weiteren (unbehandelten) Verlauf bilden sich häufig Metastasen (Tochtergeschwülste).

kumulativ: Gehäuft

kurative Therapie: Therapie, die die Heilung der Patienten zum Ziel hat.

Läsion: Schädigung, Verletzung, Störung im Gewebe

latent: Verborgen, versteckt, ohne Symptome verlaufend

Leukämie: Krebserkrankung des blutbildenden Systems, betrifft vor allem das Knochenmark und die Lymphknoten.

Lokalrezidiv: Erneutes Auftreten eines Tumors an einer bereits behandelten Stelle.

Mammakarzinom: Brustkrebs

Mammographie: Röntgenuntersuchung der Brust zur Früherkennung von Brustkrebs

manifestiert: Sichtbar gemacht, erkennbar

Metastase: »Tochtergeschwulst«, im Gegensatz zum Lokalrezidiv sind Metastasen Absiedlungen eines Tumors in entferntem Gewebe, d. h. an einer anderen Stelle im Körper. Die Ausbreitung der Tumorzellen erfolgt meist über die Blut- und Lymphbahnen.

Mortalität: Sterblichkeit, Sterberate

multifaktoriell: Durch mehrere verschiedene Faktoren (Bedingungen) ausgelöstes Geschehen im Gegensatz zu durch einen Faktor ausgelöstem Geschehen (unifaktoriell)

Mutation: Genetische Veränderung einer Zelle. Veränderungen in Ei- und Samenzellen können vererbt werden.

Ödem: Ansammlung von Körperflüssigkeit in den Zwischenzellräumen (z. B. Lymphödem).

Östrogen: Hormon, das hauptsächlich von den Eierstöcken gebildet wird.

Onkologie: Teilgebiet der Medizin, das sich der Prävention, Diagnostik, Therapie und Nachsorge von malignen Erkrankungen (Krebs) beschäftigt.

Onkologische Rehabilitation: Die medizinische Rehabilitation nach einer Krebserkrankung dient der Behandlung von Gesundheits- und Funktionsstörungen. Ziel ist es, die Gesundheit, Aktivität und berufliche Leistungsfähigkeit des Patienten wieder herzustellen und die Lebensqualität zu verbessern.

palliative Versorgung: Eine umfassende medizinische und psychosoziale Versorgung, die nicht auf eine Heilung einer bestehenden Grunderkrankung abzielt, sondern auf die Linderung der bestehenden Symptome und auf Erhaltung oder Verbesserung der Lebensqualität. Palliative Versorgung schließt die Versorgung der Patienten als auch der Angehörigen mit ein.

Panikstörung: Gehört zur Gruppe der Angststörungen. Die Betroffenen leiden unter plötzlichen Angstanfällen, ohne dass objektiv gesehen eine reale Gefahr besteht. Diese Panikattacken stellen eine extreme körperliche Angstreaktion aus scheinbar heiterem Himmel dar, die die Betroffenen als extreme Bedrohung ihrer Gesundheit erleben. Die Angst äußert sich oft in Gedanken, plötzlich zu sterben oder der Vorstellung, verrückt zu werden. Körperliche Reaktionen sind u. a. Atemnot, Engegefühle in der Brust, Herzrasen, gelegentlich auch Herzschmerzen, Zittern, Schweißausbrüche, Taubheitsgefühle oder Kribbeln, Übelkeit und andere Beschwerden. Das Auftreten vereinzelter Panikattacken stellt an sich noch keine Erkrankung dar. Erst wenn die Symptome häufiger auftreten und länger anhalten, spricht man von einer Panikstörung.

pathogen: Krankheiten verursachend, krankmachend.

postoperativ: Nach einem chirurgischen Eingriff.

Prävention: Vorbeugende Maßnahmen, um ein unerwünschtes Ereignis wie z. B. eine Erkrankung oder eine unerwünschte Entwicklung zu vermeiden.

Prognose: Voraussichtlicher Krankheitsverlauf, Abschätzung von Heilungschancen.

Progressive Muskelentspannung: (auch: progressive Muskelrelaxation, PMR) nach E. Jacobson ist ein Verfahren, bei dem durch die willentliche und bewusste An- und Entspannung bestimmter Muskelgruppen ein Zustand tiefer Entspannung des ganzen Körpers erreicht wird. Ziel ist eine Senkung der Muskelspannung unter das normale Niveau aufgrund einer verbesserten Körperwahrnehmung.

Prophylaxe: Verhütung von und Vorbeugung gegen Krankheiten.

Psychoanalyse: Ist eine Psychotherapieform, die auf der von Sigmund Freud postulierten Theorie basiert, dass es einen kausalen Zusammenhang zwischen der gegenwärtigen psychischen Entwicklung des Menschen, seinen Wünschen und Begierden, Verhalten und Bedürfnissen, sowohl bewusst wie unbewusst, und den Erlebnissen aus seiner Vergangenheit gibt.

Psychoonkologie: Ist eine Fachdisziplin, die sich mit der Bedeutung psychologischer und sozialer Faktoren in der Entwicklung und dem Verlauf von Krebserkrankungen sowie den individuellen, familiären und sozialen Prozessen des Umgangs mit der Krebserkrankung beschäftigt. Sie umfasst die systematische Nutzung dieses Wissens in der Prävention, Früherkennung, Diagnostik, Behandlung, Rehabilitation und Nachsorge und palliativen Versorgung von Patienten und Angehörigen.

Psychopharmakon, Psychopharmaka: Sammelbegriff für Medikamente, die auf die Psyche des Menschen symptomatisch einwirken, d. h. das zentrale Nervensystem beeinflussen und so Wahrnehmung, Stimmung und Verhalten verändern. Sie werden vorwiegend in der Behandlung psychischer Störungen und neurologischer Krankheiten eingesetzt. Zu den Psychopharmaka gehören u. a. Antidepressiva, Neuroleptika, Tranquillantien, Psychostimulantien und Halluzinogene.

Psychosomatik: Fachrichtung, die sich mit den Zusammenhängen zwischen psychischen Vorgängen und körperlichen Funktionen/Krankheiten beschäftigt.

Psychotherapie: Sammelbegriff für alle Formen psychologischer Verfahren, die ohne Einsatz medikamentöser Mittel auf die Behandlung psychischer und psychosomatischer Krankheiten, Leidenszustände oder Verhaltensstörungen abzielen. Es gibt verschiedene Psychotherapieformen. Dazu gehören die Verhaltenstherapie, analytische und tiefenpsychologische Therapien, humanistische Therapien und Gesprächspsychotherapie, systemische Therapien, körperorientierte Therapien sowie Kunst- und Musiktherapien. Nicht alle psychotherapeutischen Verfahren sind wissenschaftlich anerkannt.

Rehabilitation: Bezeichnet die Bestrebung oder deren Erfolg, einen Menschen wieder in seinen vormals existierenden körperlichen Zustand zu versetzen. Rehabilitationsmaßnahmen bezeichnen alle medizinischen, psychosozialen und beruflichen Maßnahmen, die eine Wiedereingliederung der Patienten in Familie, Gesellschaft und Berufsleben zum Ziel haben. Diese Maßnahmen sollen es den Patienten ermöglichen, besser mit krankheitsbedingten Folgeproblemen fertig zu werden.

Resilienz: Psychische Widerstandsfähigkeit eines Menschen, bezeichnet die Fähigkeit, Krisen im Lebenszyklus unter Rückgriff auf persönliche und sozial vermittelte Ressourcen zu meistern und als Anlass für Entwicklung zu nutzen.

Rezidiv: Rückfall, Wiederauftreten eines Erkrankung, eines Tumors

Screening: Ein systematisches Testverfahren, das eingesetzt wird, um innerhalb eines definierten Prüfbereichs (meist eine Anzahl von Proben oder Personen) bestimmte Eigenschaften (z. B. Krankheitsanzeichen) zu identifizieren.

Sonographie: Form der Ultraschalluntersuchung.

Strahlentherapie: Anwendung ionisierender, hochenergetischer Strahlen
zur Therapie von Tumorerkrankungen

Stress: Bezeichnet ein Ungleichgewicht zwischen den Anforderungen der
Umwelt und den allgemeinen persönlichen Leistungsvoraussetzungen oder
-möglichkeiten unter der Voraussetzung, dass dieses Ungleichgewicht als
persönlich bedeutsam wahrgenommen und als unangenehm erlebt wird.

Stressor: Bezeichnung für die situativen Anforderungsbedingungen, die
eine Stressreaktion auslösen.

Stressreaktion: Bezeichnung für spezifische Reaktionen auf körperlicher,
kognitiv-emotionaler und verhaltensbezogener Ebene einer Person auf einen oder mehrere Stressoren

Szintigraphie: Bildgebendes Verfahren in der Tumordiagnostik. Schwach
radioaktive Substanzen (Marker) werden kurzfristig im Gewebe gespeichert
und lassen dort maligne Veränderungen erkennen.

Tumor (Geschwulst, Schwellung): Gutartige (benigne) oder bösartige (maligne) Gewebsvermehrung.

Tumormarker: Körpereigene biologische Substanzen im Blut oder anderen
Körperflüssigkeiten, deren erhöhte Konzentration auf einen Tumor oder das
Rezidiv eines solchen hindeuten können. Der Nachweis dieser Tumormarker im Blut oder Urin des Patienten dient hauptsächlich der Verlaufs-
beobachtung und ergänzt klinische Untersuchungen.

Ultraschall: Schallwellen mit hoher Frequenz. Ultraschall wird hauptsäch-
lich zur Diagnostik benutzt. Ultraschallwellen werden abhängig von der
Gewebeart unterschiedlich reflektiert und können umgewandelt auf einem
Bildschirm sichtbar gemacht werden.

Verhaltenstherapie (VT): Psychotherapierichtung, die psychologisches Wissen, insbesondere Erkenntnisse der Lerntheorien, auf die Behandlung von
Menschen mit psychischen Störungen anwendet. Verhalten ist sowohl er-
lernbar als auch wieder verlernbar. Allerdings geht die Verhaltenstherapie
über die Grenzen der Lerntheorie hinaus, indem sie weitere Funktionalitä-
ten des Verhaltens und Erlebens wie Kognitionen, Motive, Emotionen oder
den sozialen Kontext für die Regulation des Verhaltens in der Psychotherapie mitberücksichtigt. In der Verhaltenstherapie wird auf der Grundlage von

gezielten Verhaltensanalysen hypothesengeleitet überprüft, welche Faktoren des Erlebens und Verhaltens der betroffenen Person eine psychische Störung aufrechterhalten. Danach erfolgt die Planung von gezielten Maßnahmen, um den Zustand des Patienten positiv zu verändern.

Zytostatika: Substanzen, die das Tumorwachstum bzw. die Zellteilung hemmen oder die Tumorzelle direkt angreifen.

Adressen

Nachfolgend sind eine Reihe von hilfreichen Adressen und Internetlinks zu Fachgesellschaften, Krebsinformationsdiensten und Selbsthilfegruppen aufgelistet.

Arbeitsgemeinschaft für Psychoonkologie (PSO)
Klinik für Tumorbiologie
Breisacher Straße 117
79106 Freiburg
www.pso-ag.de
Tel: 0761 / 206 - 22 20 oder -22 18
Fax: 0761 / 206 - 22 58

Arbeitskreis der Pankreatektomierten e. V. (AdP)
Haus der Krebs-Selbsthilfe
Thomas-Mann-Straße 40
53111 Bonn
www.adp-dormagen.de
Tel.: 0228 / 33 88 92 51

Bundesverband der Kehlkopflosen e. V.
Haus der Krebs-Selbsthilfe
Thomas-Mann-Straße 40
53111 Bonn
www.kehlkopfoperiert-bv.de
Tel.: 0228 / 33 889-300

Bundesarbeitsgemeinschaft Prostatakrebs Selbsthilfe e. V. (BPS)
Alte Straße 4
30989 Gehrden
www.prostatakrebs-bps.de
Tel.: 0800 / 70 80 123

*Bundesarbeitsgemeinschaft Psychosoziale Versorgung
im Akutkrankenhaus (BAG-PVA)*
Universitätsklinik Frankfurt
Theodor-Stern-Kai 7
60590 Frankfurt
www.bag-pva.de
Tel.: 069 / 63 01 47 51

Bundespsychotherapeutenkammer
Klosterstr. 64
10179 Berlin
www.bptk.de
Tel.: 030 / 27 87 85-0

Deutsche Arbeitsgemeinschaft für Psychosoziale Onkologie e. V. (DAPO)
Kardinal-von-Galen-Ring 10
48149 Münster
www.dapo-ev.de
Tel.: 0700 / 20 00 66 66

Deutsche Fatigue Gesellschaft e. V. (DFaG)
Maria-Hilf-Straße 15
50677 Köln
www.deutsche-fatigue-gesellschaft.de
Tel.: 0221 / 93 11 596

Deutsche Gesellschaft für Palliativmedizin e. V. (DGP)
Aachener Str.5
10713 Berlin
www.dgpalliativmedizin.de
Tel.: 030 / 81 82 68 85

Deutsche Hirntumorhilfe e. V.
Karl-Heine-Str. 27
D-04229 Leipzig
www.hirntumorhilfe.de
Tel.: 0341 / 59 09 396

Deutsche Ileostomie-Colostomie-Urostomie-Vereinigung (ILCO e. V.)
Thomas-Mann-Straße 40
53111 Bonn
www.ilco.de
Tel.: 0228 / 33 88 94-50

Deutsche Kinderkrebsstiftung
Adenauerallee 134
53113 Bonn
www.kinderkrebsstiftung.de
Tel.: 0228 / 68 84 60

Deutsche Krebsgesellschaft e. V.
TiergartenTower
Straße des 17. Juni 106–108
10623 Berlin
www.krebsgesellschaft.de
Telefon: 030 / 32 29 32 90

Deutsche Krebshilfe
Buschstr. 32
53113 Bonn
www.krebshilfe.de
Tel.: 0228 / 72 990-0

Deutsche Leukämie-Hilfe
Thomas-Mann-Straße 40
53111 Bonn
www.leukaemie-hilfe.de
Tel.: 0228 / 33 88 9-200

Deutsche Rentenversicherung
10704 Berlin
www.deutsche-rentenversicherung.de
Telefon: 0800 / 10 00 48 00

Deutsche Schmerzhilfe e. V. (DSH)
Sietwende 20
21720 Grünendeich
www.schmerzhilfe.org
Tel.: 04142 / 81 04 34

Frauenselbsthilfe nach Krebs
Haus der Krebs-Selbsthilfe
Thomas-Mann-Straße 40
53111 Bonn
www.frauenselbsthilfe.de
Tel.: 0228 / 33 889-400

Hospiz-Net
Deutscher Hospiz- und PalliativVerband e.V.
Aachener Straße 5
10713 Berlin
www.hospiz.net

Informationsnetz für Krebspatienten und ihre Angehörigen (INKA)
Theodor Springmann Stiftung
Patienteninformationsstelle
Reuchlinstraße 10–11
10553 Berlin
www.inkanet.de
Telefon: 030 / 32 51 36 30

Internationale Gesellschaft für Psychoonkologie (IPOS)
International Psycho-Oncology Society
c/o Custom Management Group
154 Hansen Road, Suite 201
Charlottesville, VA 22911 USA
www.ipos-society.org
Tel.: +1 434.293.5350

José Carreras Leukämie-Stiftung
Elisabethstraße 23
80796 München
www.carreras-stiftung.de
Tel.: 089 / 27 29 04-0

Krebsgemeinschaft
Onkologischer Schwerpunkt Stuttgart
Rosenbergstr. 38
70176 Stuttgart
www.krebsgemeinschaft.de

Krebs-Kompass
Volker Karl Oehlrich-Gesellschaft e.V.
Eisenacher Straße 8
64560 Riedstadt
www.krebs-kompass.de
Tel. und Fax: 0721 / 151-45 47 78

Krebsinformationsdienst (KID)
des Deutschen Krebsforschungszentrums (DKFZ)
Deutsches Krebsforschungszentrum
Im Neuenheimer Feld 280
69120 Heidelberg
www.krebsinformationsdienst.de
Tel.: 0800/ 42 03 040 tägl. erreichbar, auch am Wochenende

Sportprogesundheit
Deutscher Olympischer Sportbund
Otto-Fleck-Schneise 12
60528 Frankfurt am Main
www.sportprogesundheit.de
Tel.: 069 / 67 000

Psychotherapieinformationsdienst (PID)
Am Köllnischen Park 2
10179 Berlin
www.psychotherapiesuche.de
Telefon: 030 / 20 91 66 330

Robert Koch-Institut (RKI)
Postfach 65 02 61
13302 Berlin
www.rki.de
Telefon: 030 / 18 754-0

Ehrenamtliche Tätigkeiten

Das Bürgernetz
Michaelkirchstr. 17/18
10179 Berlin
www.das-buergernetz.de
Tel.: 030 / 62 980-110

Bundesarbeitsgemeinschaft der Freiwilligenagenturen (BAGFA)
Torstr. 231
10115 Berlin
www.bagfa.de
Tel.: 030 / 20 45 33 66

Bundesarbeitsgemeinschaft Seniorenbüros
Bonngasse 10
53111 Bonn
www.seniorenbueros.org
Telefon: 0228 / 61 40 74

dieGesellschafter.de
www.diegesellschafter.de

ehrenamtlich.de
www.ehrenamtlich.de

Diakonie
Diakonisches Werk der EKD e.V.
Reichensteiner Weg 24
14195 Berlin
www.diakonie.de
Tel.: 030 / 83 001-0

Deutscher Caritas-Verband
Pressestelle im Berliner Büro
Haus der Deutschen Caritas
Reinhardtstraße 13
10117 Berlin
www.caritas.de
Tel.: 030 / 28 44 47-42

Literatur

1. Zitierte Literatur

Bauby J.-D. (1997) Schmetterling und Taucherglocke. Wien: Paul Zsolnay.

Breitbart W. (1999) Psychiatric Disorders in patients with progressive medical disease: The importance of diagnosis. In: Portenoy R, Bruera E (Hrsg.) Topics in Palliative Care. Bd. 3. New York: Oxford University Press. S. 303–322.

Faller H., Bülzebruck H., Drings P. et al. (1999) Coping, distress, and survival among patients with lung cancer. Archieves of General Psychiatry 56(8): 756–762.

Greer S., Moorey S., Baruch J.D. et al. (1992) Adjuvant psychological therapy for patients with cancer: a prospective randomised trial. British Medical Journal 304(6828):675–680.

Holland J.C., Lewis S. (2000) The human side of cancer. Living with hope, coping with uncertainty. New York: HarperCollins Publishers.

Macmillan Cancer Information: www.macmillan.org.uk.

Margraf J., Schneider S. (1990) Panik. Angstanfälle und ihre Behandlung. 2. Aufl. Berlin: Springer.

Robert Koch-Institut & Gesellschaft der epidemiologischen Krebsregister in Deutschland e.V. (Hrsg.) (2008) Krebs in Deutschland 2003–2004. Häufigkeiten und Trends. 6. Aufl. Berlin.

Roth A. (2007) Treatment of Anxiety in Cancer. Presentation, Dept. Psychiatry and Behavioral Sciences, MSKCC, New York.

Roth A.J., Massie M.J. (2007) Anxiety and its management in advanced cancer. Curr Opin Support Palliat Care 1(1):50–56. Review.

Wander M. (2007) Ein Leben ist nicht genug. Berlin: Suhrkamp.

Watson M., Haviland J.S., Greer S. et al. (1999) Influence of psychological response on survival in breast cancer: a population-based cohort study. Lancet 354(9187):1331–1336.

Watson M., Homewood J., Haviland J. et al. (2005) Influence of psychological response on breast cancer survival: 10-year follow-up of a population-based cohort. European Journal of Cancer 41(12):1710–1714.

2. Literaturempfehlungen

Anderson G. (1996) Diagnose Krebs: 50 erste Hilfen. Hamburg: Rowohlt Taschenbuch.

Beier J. (Hrsg.) (2009) Männerperspektiven zu Brustkrebs. 1. Aufl. Bremen: UNI-MED.

Berg L. (2009) Brustkrebs – Wissen gegen die Angst. 5. Aufl. München: Goldmann.

Broeckmann S. (2002) Plötzlich ist alles ganz anders – wenn Eltern an Krebs erkranken. Stuttgart: Klett-Cotta.

Cotter A. (2002) Ab jetzt ist alles anders – Ein Kraft- und Trostbuch. Berlin: Econ.

Deutsche Leukämie- & Lymphom-Hilfe e. V., Kompetenznetz Maligne Lymphome (Hrsg.) (2009) Maligne Lymphome-Diagnose, Behandlungsmethoden, häufige Fragen. 8. Aufl. Köln.

Diamantides T. (2004) Den Krebs bewältigen und einfach wieder leben. Stuttgart: Trias.

Erlemann M. (2009) Auf der Suche nach den Glücksböhnchen. 2. Aufl. Frankfurt: August von Goethe Literatur Verlag.

Ernst E., Singh S. (2009) Gesund ohne Pillen – Was kann die Alternativmedizin? München: Hanser.

Federspiel K., Schiffner-Backhaus S. (1999) Krebs, mit der Krankheit leben. München: Heyne.

Forbiger A. (2001) Leben ist, wenn man trotzdem lacht – Diagnose Krebs: Wie ich im Internet Hilfe und Hoffnung fand. München: Heyne.

Garner H. (2009) Das Zimmer. 4. Aufl. Berlin: Berlin Verlag.

Hobohm H.-U. (2001) Wegweiser zur Krebs-Heilung – Ein Überblick über schulmedizinische und ergänzende Therapien. München: Hugendubel Verlag.

Kappauf H., Gallmeier W.M. (2000) Nach der Diagnose Krebs – Leben ist eine Alternative. Freiburg: Herder.

Kayser K. (2008) Krebs – Wissen was stimmt. Freiburg: Herder.

Kirschner M. (1998) Leben mit Krebs. Köln: VGS.

Kleine-Tebbe A., Dimeo F.C. (2006) Brustkrebs & Sport – Ein Trainingsbuch für Patientinnen. Karlsruhe: Pfizer Pharma GmbH.

König W. (Hrsg.) (1997) Krebs – Ein Handbuch für Betroffene, Angehörige und Betreuer. Heidelberg: Springer.

Lerner M. (2000) Wege zur Heilung. Das Buch der Krebstherapien aus Schul- und Alternativmedizin. München: Piper.

Peters J. (1996) Hoffnung für Krebskranke – Ein Ratgeber für frisch diagnostizierte Krebspatienten. Arlesheim: Natura.

Raaflaub W. (2007) Tote Hose. Worüber Männer schweigen. Ein Tagebuch. 3. Aufl. Gockhausen: Wörterseh.

Sontag S. (2005) Krankheit als Metapher. Frankfurt a. M.: Fischer.

Stamatiadis-Smidt H., Zur Hausen H. (2006) Thema Krebs – Fragen und Antworten. 3. Aufl.. Heidelberg: Springer.

Tanneberger S., Pannuti F., Houts P. (1998) Jemand in meiner Familie hat Krebs. Was kann ich tun. Germering: Zuckschwerdt.

Zettl S. (2000) Krankheit, Sexualität und Pflege. Hilfestellungen für den Umgang mit einem Tabu. Stuttgart: Kohlhammer.

ZurLinden V. (1994) Krebs. Impuls für neues Leben. Der Weg vom Betroffenen zum Beteiligten. Hüthig: Heidelberg.

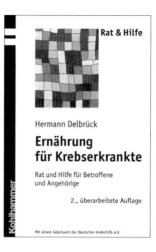

Rat & Hilfe

Hermann Delbrück
Ernährung
für Krebserkrankte
Rat und Hilfe für Betroffene
und Angehörige

2., überarbeitete Auflage

Mit einem Geleitwort der Deutschen Krebshilfe e.V.

Hermann Delbrück

Ernährung für Krebserkrankte
Rat und Hilfe für Betroffene und Angehörige

2., überarb. Auflage 2006
288 Seiten mit 8 Abb. und 55 Tab. Kart.
€ 22,–
ISBN 978-3-17-019173-0

Hat die Ernährung einen Einfluss auf die Entstehung von
Krebs? Wie soll die Ernährung während der Chemotherapie
und der Strahlentherapie beschaffen sein? Welche Ernährung
wird in der Nachsorge und zur Rezidivprophylaxe empfohlen?

Diese und zahlreiche andere häufig gestellte Fragen werden
in dem vorliegenden Buch klar und verständlich nach dem
neuesten Stand der Medizin beantwortet. Der Autor gibt kon-
krete, dem Krankheitsbild und den Therapiefolgestörungen
angemessene Ernährungsempfehlungen und geht
dabei auch ausführlich auf die unterschiedlichen
Krebserkrankungen ein. Nicht nur Betroffene und Angehörige, sondern auch Diätberater und Ärzte werden von
diesem wertvollen Ratgeber profitieren.

W. Kohlhammer GmbH · 70549 Stuttgart
Tel. 0711/7863 - 7280 · Fax 0711/7863 - 8430

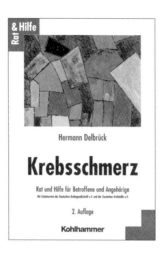

Rat & Hilfe

Hermann Delbrück

Krebsschmerz

Rat und Hilfe für Betroffene und Angehörige

Mit Geleitworten der Deutschen Krebsgesellschaft e.V. und der Deutschen Krebshilfe e.V.

2. Auflage

Kohlhammer

Hermann Delbrück

Krebsschmerz

Rat und Hilfe für Betroffene und Angehörige

2., überarb. und erw. Auflage 2004
314 Seiten mit 15 Abb. und 14 Tab. Kart.
€ 22,–
ISBN 978-3-17-018537-1

Welche Möglichkeiten der Schmerzbehandlung gibt es?
Welche Nebenwirkungen können nach der Einnahme von
Schmerzmedikamenten auftreten? Welche Vor- und Nach-
teile haben Schmerzpflaster? Wie lassen sich Schmerzen
durch die Psyche beeinflussen? Wie können Schmerzen
durch Massagen und Bäder gelindert werden? Was kann
ich selbst zur Schmerzlinderung tun? Wo gibt es Schmerz-
spezialisten für Tumorpatienten?

Diese und zahlreiche andere häufig gestellte Fragen
werden in dem vorliegenden Buch klar und verständlich
nach dem neuesten Stand der Medizin beantwortet.
Es soll allen Krebspatienten mit Schmerzen sowie den
Mitbetroffenen aus Familie und Freundeskreis eine wertvolle Hilfe im Umgang mit der Krankheit sein.

W. Kohlhammer GmbH · 70549 Stuttgart
Tel. 0711/7863 - 7280 · Fax 0711/7863 - 8430

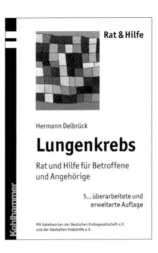

Rat & Hilfe

Hermann Delbrück

Lungenkrebs

Rat und Hilfe für Betroffene
und Angehörige

5., überarbeitete und
erweiterte Auflage

Mit Geleitworten der Deutschen Krebsgesellschaft e.V.
und der Deutschen Krebshilfe e.V.

Kohlhammer

Hermann Delbrück

Lungenkrebs

Rat und Hilfe für Betroffene und Angehörige

5., überarb. und erw. Auflage 2009
300 Seiten mit 21 Abb. und 24 Tab. Kart.
€ 19,90
ISBN 978-3-17-020676-2

„‚Lungenkrebs' von Prof. Hermann Delbrück ist auf jeden
Fall ein für den Laien bzw. für den von einer Tumorer-
krankung Betroffenen informativer und damit sinnvoller
Ratgeber. Neben dem direkten Ziel des Buches, die vielen
Fragen des Patienten, die dieser dem Arzt nicht stellen
kann oder will, zu beantworten, ist das Buch auch eine
wertvolle Hilfe für den betreuenden Arzt. [...] Das Buch
kann und will natürlich nicht das ärztliche Gespräch
ersetzen. Aber für den Patienten gibt es ‚nebenbei' auch
einen guten laienbezogenen Überblick für die heutzutage
vielfältigen Möglichkeiten einer multimodalen Therapie, so
dass der Patient einschätzen kann, wie eng die Kooperation
der einzelnen Fachdisziplinen sein sollte/muss."

Professor Dr. med. H.-Br. Makoski, Dezember 2009

W. Kohlhammer GmbH · 70549 Stuttgart
Tel. 0711/7863 - 7280 · Fax 0711/7863 - 8430